JN088038

サイバーナイフで治療する

脳・頭蓋骨・頭蓋底・脊椎のがん転移

腫瘍の制御・縮小と症状の改善・回復を目指す

渡邉 一夫・堀 智勝 監修
宮﨑 紳一郎・福島 孝徳 著

近代セールス社

著者まえがき

　がんは脳には発生しませんが、体のいずれかに発生した原発のがんが脳に転移したときに転移性脳腫瘍といわれます。転移性脳腫瘍はがんの患者さんの、実に20〜40％に発生するといわれています。特に、肺がん、乳がん、消化器系のがん、腎がんなどが、脳に転移しやすいがんとされています。大部分の転移性脳腫瘍は広い大脳半球にみられ、小脳転移は15％ほどになります。

　サイバーナイフは画像誘導定位放射線治療（image guided radiosurgery）という画期的な方法が導入された治療法で、治療の際に頭蓋のフレーム固定が不要になることで、安全に何回かに分割して治療することが可能になり、腫瘍を必要十分に叩きながら、隣接する正常な重要組織を温存することが可能です。さらに、頭蓋骨内の病変だけでなく、頭蓋骨や頭蓋底、そして脊椎の治療も可能になりました。

　この度、宮﨑紳一郎先生と一緒に"サイバーナイフがん治療シリーズ"第7弾として、本書『サイバーナイフで治療する　脳・頭蓋骨・頭蓋底・脊椎のがん転移』をまとめ上げました。宮﨑先生は私、福島孝德と1981年以来、40年に及ぶ師弟関係および公私にわたる親交があります。宮﨑先生は、つとに頭脳明晰で基礎医学および臨床と幅広い学識を有し、人格温厚で、しかも福島譲りの朝から晩まで猛勉と仕事の鬼です。月曜日から金曜日の通常治療に加えて、土曜日も日曜日も働いています。高速コンピュータによる高精度焦点放射線治療装置サイバーナイフが実用化されて以来、これまでの15年間で日本トップの実績を挙げています。脳神経外科のマイクロサージェリーをストップしてサイバーナイフの治療に没頭し、1万5,000人を超える治療症例数という素晴らしい金字塔を築き上げました。ともに1年365日働くSenior Colleagueとして、宮﨑紳一郎先生の勤勉と猛烈な努力を誇りに思っています。

　これまでに人体各部位の悪性腫瘍、がんのサイバーナイフ治療の多数例を検討し、6冊の著書を上梓してまいりましたが、今回は、今までほとんど文献のない"がんの頭蓋底転移"を詳述するサイバーナイフ治療書を出版する運びとなりました。本書もまた、脳・脊髄専門医および一般のドクターの先生方、また全国民の皆さまにもぜひ熟読いただきたい名著であると思っています。

　すべては患者さんのために！

2020年8月

米国デューク大学脳神経外科教授

全国脳難病福島孝德センター所長

福島孝德

監修者まえがき

　新百合ケ丘総合病院は2012年8月に開院し、今年の7月で8年が経過しました。2020年4月より病床も増えて一回り大きくなり、各治療分野の活動も少しずつ充実してきました。デューク大学の福島孝徳教授のご指導により、開院時に導入された定位放射線治療機サイバーナイフの治療センターでは、開院以来毎日、朝から夕刻まで、終日変わりなく多くの患者さんの治療が遂行されており、この8年間で10,000例を超える治療が実施されたと報告されています。

　これら多くの治療遂行のためには、患者さんをご紹介いただいております多くの医療施設のスタッフの方々や担当医の皆さまのご支援とご理解があり、患者さんとご家族の方々の治療への思いがあります。さらにこれら皆さまのご期待や思いに何とか確実にお応えしようと、多くの経験と実績をもつ治療スタッフの丹念な治療準備と治療の遂行、そして持続があるのだと拝察しているところです。

　今回は、定位放射線治療の原点である全身のがんの転移性脳腫瘍、なかでも分割治療が可能なサイバーナイフならではの症状を示す腫瘍体積の大きな脳転移、さらに頭蓋骨転移、頭蓋底転移、脊椎転移を対象にし、多くの治療例が提示されています。これらはいずれも患者さんを固定せずに、画像による追跡で正確さを担保するサイバーナイフだからこそ可能な定位放射線治療です。1994年に、スタンフォード大学で開始されたサイバーナイフは、次第に米国から世界中に拡がり、治療部位も脳腫瘍からはじまり、頭頸部、肺、肝、膵、腎、前立腺の治療も可能になり、実績も着実に評価されてきているようです。今回は、その基本的な原理と応用の実際を、画像を用いてわかりやすく解説されています。これだけさまざまな病変の治療例を提示されると、この30年でいかにこの定位放射線治療という方法が進歩したのかがよく理解できるでしょう。手術でも薬剤でもどんな治療でも、やはり数をこなした熟達した治療チームで実施されることが肝要であることも、改めて目の当たりにしました。今後のがん治療は、ますますこの侵襲の少ない方法に向かっていくのであろうと、力強い歩みを見る思いがいたしました。

　今後も引き続き、著者の福島孝徳教授と宮﨑紳一郎先生、両医師とサイバーナイフセンタースタッフのたゆまぬ努力と地道な治療への取り組みに対して、変わらぬご支援をお願いしたいと思います。併せて今後とも引き続き、当法人へのご指導、ご鞭撻のほど、重ねてよろしくお願い申し上げます。

2020年8月

南東北グループ　一般財団法人　脳神経疾患研究所付属　総合南東北病院
理事長　総長　渡邉一夫

監修者まえがき

　宮﨑先生・福島先生の第7弾『サイバーナイフで治療する 脳・頭蓋骨・頭蓋底・脊椎のがん転移』を読ませていただいた。頭頸部領域の頭蓋底・骨転移などは手術もままならないことが多い。少数回分割照射治療は、1回照射が原則のガンマナイフとは異なる切れ味を示していることは、本書を読了された方にはご理解いただけたことと思う。共同研究者の大橋元一郎先生が『Cureus』という雑誌に発表した論文（Ohhashi G，Miyazaki S，Ikeda H，Hori T：Postoperative long-term outcomes of patient with craniopharyngioma based on CyberKnife treatment. Cureus 12（3）：e7207. DOI：10,7759）では、頭蓋咽頭腫の亜全摘でも、サイバーナイフの力で連続32例の頭蓋咽頭腫で再発がないことを報告している（ガンマナイフでは治療後の再発が多い）。私は医学部卒業後50年経過しているが、いまだに多くの進歩が脳外科の世界では報告されており、興味は尽きない。また、共同研究者の阿部圭市先生は『BMC』に1例報告を行った（Abe K，Yamaguchi T，Hori T et al.，Magnetic resonance-guided focused ultrasound for mesial temporal lobe epilepsy：a case report. BMC Neurology（2020）20：160）。左側頭葉てんかんの例で、FDG-PETで左内側側頭葉に限局したてんかん焦点が疑われた症例である。超音波集束器を使用して海馬台（subiculum）を中心に超音波を収束させた。記憶障害などの後遺症もなく3年以上が経過しているが、発作のコントロールはエンゲル2である。この例では内側側頭葉の標的は脳の中心から約2cm離れ、頭蓋底に15mmと至近距離であったため、照射角25度以下の有効ビームは少なく、病巣の温度上昇が48度C程度しか得られなかった。さらに2例目の左側頭葉てんかん症例でも同様に、術後、発作も投薬でコントロールされている。両例とも54度C以上の温度上昇が得られればもっと良い治療効果が得られたのではないかと考えている。

　今後は、頭蓋底の病変だけでなく、頭蓋底に近く、脳の中心から離れているてんかん焦点などの機能性疾患の治療にも、フランスのレジス教授がガンマナイフで側頭葉てんかんの治療を行いある程度の成功を収めてはいるが、精度の高い少数回分割照射を使用することにより、CKやZAPが有力な武器になるのではないかと期待している。本書により、脳転移だけでなく骨、頭蓋底、脊椎病変に少数回分割照射を行った多くの経験を生かして、CK・ZAPなどを利用した非侵襲的な治療が宮﨑チームによって今後行われることを期待している。脳神経外科の世界もより非侵襲的な治療を行うことが、21世紀AI時代の趨勢になっているようである。

2020年8月

森山脳神経センター病院院長　堀　智勝

サイバーナイフで治療する
脳・頭蓋骨・頭蓋底・脊椎のがん転移
～腫瘍の制御・縮小と症状の改善・回復を目指す～

CONTENTS

第2章　**頭蓋骨・頭蓋底転移と頭蓋外より連続して進展するがん**

頭蓋骨・頭蓋底転移の治療 ･････････････････････････････････ **056**

第I部

脳・頭蓋骨・頭蓋底・脊椎の
がん転移とサイバーナイフ治療

1 脳・頭蓋骨・頭蓋底・脊髄・脊椎の仕組み

中枢神経は脳と脊髄からなる

　脳や脊髄は「中枢神経」といい、全身から送られてくる情報をここで集約・統合し、心身をコントロールしています。この中枢神経には大脳、間脳、脳幹、小脳があり、そして、脊髄に連続しています。

脳の役割

　脳は言語や運動、意識、感覚などあらゆる活動をつかさどる器官です。脳は主に大脳、間脳、脳幹、小脳で構成されています。

(1)大脳

　大脳は、前頭葉、頭頂葉、側頭葉、後頭葉の4つに分けられ、それぞれが異なった役割を果たしています。

　「前頭葉」は、四肢や体幹部の運動機能、言語機能、記憶、思考、判断、感情などをつかさどります。「頭頂葉」は、体の位置についての空間認識や、時間認識に関連し、「側頭葉」は、言語理解や聴覚、嗅覚などに関わりがあります。また、「後頭葉」は、視覚情報の認識に関与しています。

(2)間脳

　視床と視床下部からなるのが間脳です。視床は、嗅覚以外の感覚情報を中継する場所です。視床下部は交感神経や副交感神経を調節する役割を担っています。

(3)脳幹

　脳幹は、上から中脳、橋、延髄が連続している部分です。脳幹は大脳から四肢への運動神経や、四肢から大脳への感覚神経が通っています。多くの脳神経核が集まっている箇所で、生命維持に関与する呼吸や体温調節などきわめて重要な役割を担っています。

(4)小脳

　小脳は、体のバランスをとる平衡感覚の中枢で、随意運動をスムースにする調整役を果たしています。また、情動や認知機能の遂行にも関与するとされています。

頭蓋骨・頭蓋底の役割

　脳は上から頭蓋骨で囲まれており、外部の刺激から脳を守っています。頭蓋骨の内側には3層（硬膜・クモ膜・軟膜）の髄膜に包まれた脊髄液という液体があり、脳はこの中に浮かんでいます。

　また、頭蓋底は、脳と顔面の境に位置し、脳を下から支える骨性組織です。頭蓋底には重要な血管や脳神経が通っています。

脊髄・脊椎の役割

(1)脊髄

　脳から連続する脊髄は、脳からの指令で手足を動かしたり、体や手足の感覚（温度や痛みの感覚など）を脳に伝える回路です。脊髄は、上から頸髄、胸髄、腰髄、仙髄、尾髄と呼ばれます。

(2)脊椎

　脊髄を守るような形で取り囲んでいるのが脊椎です。頸椎、胸椎、腰椎、仙骨、尾骨といった部位が連結している部分を指します。一つひとつの椎骨が積み重なって構成されています。

■ **頭蓋内の構造**

■ **大脳の構造**

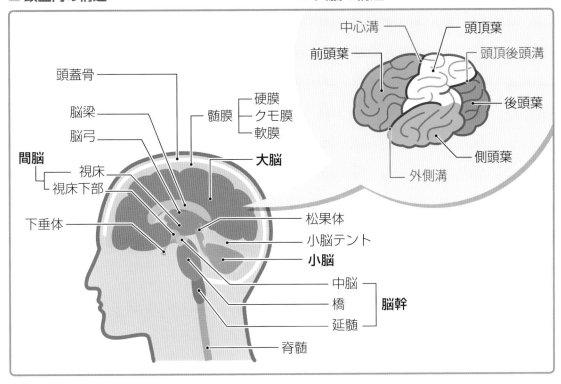

■ **頭蓋底の位置**

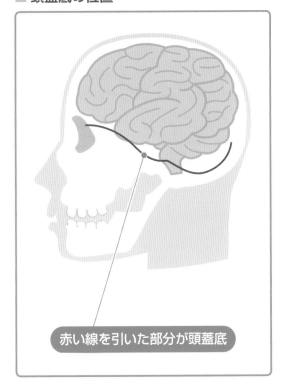

赤い線を引いた部分が頭蓋底

■ **脊髄・脊椎の位置**

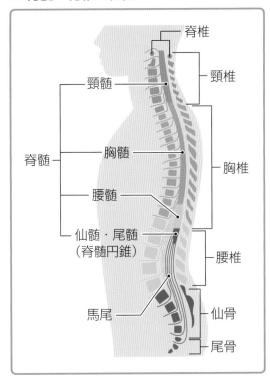

2 転移性脳腫瘍、頭蓋骨・頭蓋底転移、脊椎転移

脳に転移するがん

⑴転移性脳腫瘍とは

転移性脳腫瘍は、頭蓋内以外の部位に生じた腫瘍細胞などが脳に転移した状態をいいます。脳実質に転移したものに加えて、脳を包む膜（硬膜）や脳脊髄液に転移したものも含まれます。

転移性脳腫瘍の原発巣としては、肺がんや乳がん、消化器系がんなどが多くみられますが、肺がんが最も多く、約半数以上を占めています。

転移性脳腫瘍は血液の流れに乗って転移するという特性上、脳の特定の場所ではなく、どの箇所にも転移する可能性があります。そのため、元の場所では異常がなかったにもかかわらず、脳に転移してから症状が出てくるというケースもあり、脳腫瘍が原発性であるなしにかかわらず、転移性も視野に入れた詳しい検査が必要になります。

⑵転移性脳腫瘍の症状

転移性脳腫瘍の症状は、大きく２つに分類されます。

１つは、脳は頭蓋骨という一定の大きさの入れ物に収まっているため、そこに余分な腫瘍ができることと、脳の腫れによる脳そのものの大きさの増加によって、頭蓋内の圧が上昇して頭痛や嘔吐、意識障害などがおきることです。

もう１つは、腫瘍が周辺の脳組織を直接損傷し、それに伴う神経障害が出現することです。

骨に転移するがん

原発のがんが進行して大きくなると、がん細胞が血管に入り込み、血液の流れに乗って骨に辿り着いて増殖します。これを骨転移といいます。

骨転移がおこると疼痛（痛み）や麻痺、その部位が脆弱になることで骨折などの症状が出る場合があり、患者の日常の生活動作（ADL）に大きな支障を来すことがあります。

中枢神経である脳や脊髄を保護する役割を担う頭蓋骨や脊椎は、骨転移がおこりやすい部位といわれています。

⑴頭蓋骨・頭蓋底転移

一般的に、頭蓋骨転移は全身の骨転移に伴って出現します。頭蓋骨転移の腫瘍自体が生命予後に関与することは少ないのですが、頭蓋底に転移した場合、その発生部位によっては疼痛や脳神経麻痺、頭蓋内圧亢進などにより患者の生活の質（QOL）を低下させるなど、その影響は大きくなります。頭蓋底転移は、脳の深部に腫瘍ができること、また、頭蓋底には主要な脳神経や血管があることから、危険性を伴う腫瘍といえます。

⑵脊椎転移

転移の頻度が高いとされているのが脊椎への転移です。脊椎への転移は、疼痛だけでなく脊髄神経が圧迫され、首や背中、腰にかけて激しい痛みや手足のしびれ、神経麻痺がおこります。また、がん細胞が増殖して骨を破壊し、弱くなった脊椎が負荷を支えられなくなると圧迫骨折を生じることがあります。

■ **多発性転移脳腫瘍**

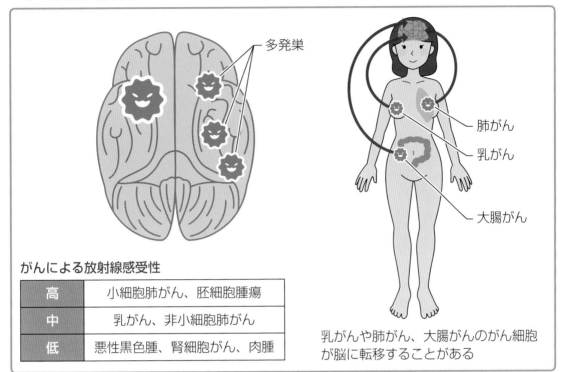

がんによる放射線感受性

高	小細胞肺がん、胚細胞腫瘍
中	乳がん、非小細胞肺がん
低	悪性黒色腫、腎細胞がん、肉腫

乳がんや肺がん、大腸がんのがん細胞が脳に転移することがある

■ **骨転移の仕組み**

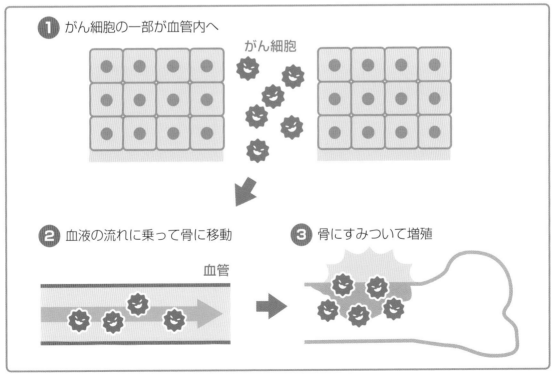

① がん細胞の一部が血管内へ

がん細胞

② 血液の流れに乗って骨に移動

血管

③ 骨にすみついて増殖

3 サイバーナイフによる定位放射線治療

サイバーナイフの開発の経緯

　サイバーナイフは1994年に、米国スタンフォード大学脳神経外科教授ジョン・アドラーにより開発された定位放射線治療の専用装置で、同大学病院に最初に設置されて臨床治療への使用が開始されました。

　定位放射線治療は、標的とする病変の形に一致させて誤差1mm以下の精度で放射線を集中して照射する治療法です。この方法の原理を最初に具体化したのはスウェーデン・カロリンスカ大学脳神経外科教授ラース・レクセルです。レクセルは半円形の金属円弧フレームを患者さんの頭部に固定することにより、中心にターゲット（病巣）を置くという原理を考案し、1949年にこのシステム（Leksell Stereotactic System）を用いた定位脳手術を始めました。1952年には、X線発生装置とこのLeksell Stereotactic Systemを組み合わせた初めてのガンマナイフの基礎となる定位放射線治療が行われました。

　1968年には、線源をコバルト60とした最初のガンマナイフが同大学に設置されました。ガンマナイフは元々、頑固な疼痛やふるえ等、機能的脳疾患の治療を目的として設計されましたが、やがて脳腫瘍や脳動静脈奇形の治療にも使用されるようになります。

　1987年、このガンマナイフの治療を同大学に留学し見聞したジョン・アドラーによりサイバーナイフは開発されたわけですが、彼はこの治療機の構想を実現するために、1992年にシリコンバレーにベンチャービジネス企業Accuray社を立ち上げ、資本家から資金を募りました。

サイバーナイフの4つの特徴

　次にサイバーナイフの特徴を紹介します。
①ノンコプラナー照射

　自動車の精密な組立作業に用いられるロボットを採用し、その先端に小型リニアックを装着することで、空間的自由度の高い3次元的なさまざまな部位からの照射が可能です。
②動態追尾照射、画像誘導放射線治療

　頭蓋骨の固定を行わず、頭蓋骨や脊椎を治療前と治療中に繰り返し撮影して、頭蓋骨や脊椎と標的の位置関係を確認し、標的を正確に照射するTarget Locating Systemを考案しました（skull trackingやspine tracking）。
③少数回分割治療

　頭蓋骨を固定しないので、数日に分けて繰り返し同じ治療を正確に分割して治療することが可能になり、放射線治療における分割照射の利点が充分に活かせるようになりました。
④non-isocenterの照射

　中心を設けずに（non-isocenter）自由な位置から標的である腫瘍の形状に応じて、鉛筆の芯（narrow pencil beam）に例えられる細い放射線照射を刺繍のように繰り返すことで、不規則な形の標的でも正確に治療できるようになりました。この細い放射線を出すために、小型リニアックの先端に装着する蛇口に相当する12種類のコリメータがあり、腫瘍体積と周辺組織との関係で選択し治療計画が作成されて照射が実施されます。

▇ Robotic System

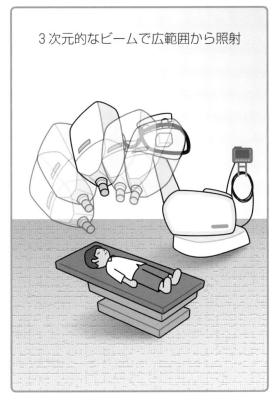

３次元的なビームで広範囲から照射

▇ Intra-fraction Imaging

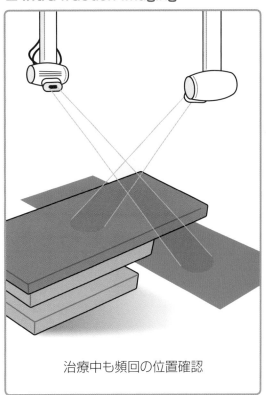

治療中も頻回の位置確認

▇ CyberKnife Treatment

narrow pencil beamによる
正確な照射

腫瘍への線量を最大化し、
健常組織への線量を最小化し
必要な分割数を考慮して治療を実施

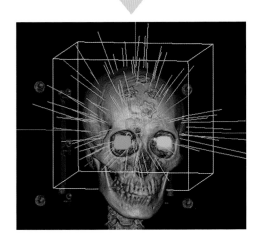

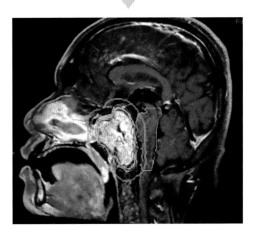

4 サイバーナイフの治療実績

年度別の治療数

　新百合ケ丘総合病院は2012年８月に開院し、本年2020年８月でちょうど８年が経過しました。この間のサイバーナイフ治療の実施数を年度別に表したものが図１です。局所病変だけを正確に治療するサイバーナイフの定位放射線治療について、大学病院や総合病院などの医療施設より診療情報を持って多くの患者さんが来院されています。開院以来、１年に約1,200例、１ヵ月で100例を超える治療数を実施してきています。さらに最近は、次第に増加傾向をみせています。

８年間の治療症例数と治療部位

　2012年８月の開院以来実施したサイバーナイフの治療の部位別実績を表したものが図２と図３です。最も多く治療した病変部位は、疼痛を伴うことが多い骨転移〈2,684例〉と各部位のリンパ節転移〈2,191例〉でした。これらを合わせると4,875例となり、全体の症例数〈10,320例〉の約半数〈47％〉を占めています。この数字はまさにサイバーナイフの治療の主な役割は、全身のがん全体と戦うのではなく、ごく限られた局所の転移病巣のコントロールであることを示しています。

　脳・脊髄・脳神経〈2,848例〉は約４分の１〈27.6％〉を超え、増加傾向をみせています。この骨転移、リンパ節転移、脳・脊髄病変の３つを合わせると、約４分の３〈7,723例〉74.8％を占めることになります。これに続いて、肺・気管・縦隔が1,205例〈11.7%〉、頭頸部525例〈5.1％〉、肝・胆・膵391例〈3.8％〉が傾向として多くみられます。

　今回のテーマである脳・脊髄病変と肺転移や縦隔転移は、サイバーナイフの治療対象として今後も増えていくであろうと実感していますが、この傾向が数字でも裏付けられています。これらはサイバーナイフの定位放射線治療に際して、"目の前に見えるものは正確に叩き、見えないものは予防的に叩かない"という原則、治療の意図がそのまま反映されている結果であると考えます。

　サイバーナイフの定位放射線治療は、腫瘍の種類、放射線の感受性、腫瘍の大きさ（体積）、部位、周辺組織の状況、症状などにより、３〜５回、７〜８回、10〜12回など分割回数をそれぞれ作成した治療計画で有効性、安全性を考慮し、個々に設定し実施します。これらを勘案すると、この８年間に10,320例の治療計画を実行するために、総計44,680回、分割治療が実施されたことになります。

がん転移の治療だけを分類・提示

　今回は、治療対象となる疾患が良性の腫瘍や脳動静脈奇形など、いわゆる"良性疾患"の多い脳・脊髄の領域の中で、悪性腫瘍、特にがん転移だけを対象としてまとめました。転移性脳腫瘍では、比較的転移がんの体積が大きく、麻痺や失語などの症状を伴う腫瘍を取り上げました。また、疼痛や脳神経麻痺を示す頭蓋底転移の例も少なからず治療しており、それらの例も分類して提示し評価してみたいと思います。

■ 図1　年度別サイバーナイフ治療実績

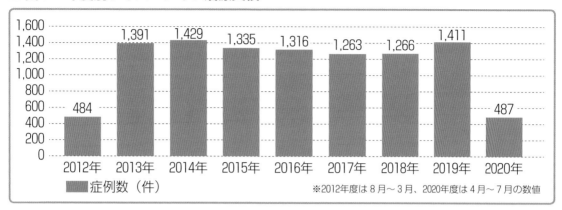

※2012年度は8月〜3月、2020年度は4月〜7月の数値

■ 図2　サイバーナイフ治療部位別集計

	症例数	総件数（分割照射数）		
		入院	外来	合計
脳・脊髄・脳神経	2,848	4,183	3,194	7,377
頭頸部	525	2,302	1,647	3,949
肺・気管・縦隔	1,205	2,478	4,705	7,183
乳房	70	157	261	418
肝・胆・膵	391	1,122	1,682	2,804
消化器系	46	243	226	469
婦人科系	48	166	230	396
泌尿器系	120	293	733	1,026
造血器・リンパ系	2,191	4,069	6,243	10,312
皮膚・骨・軟部組織	2,684	4,592	4,941	9,533
その他	192	495	718	1,213
合計	10,320	20,100	24,580	44,680

■ 図3　サイバーナイフ治療部位別症例数

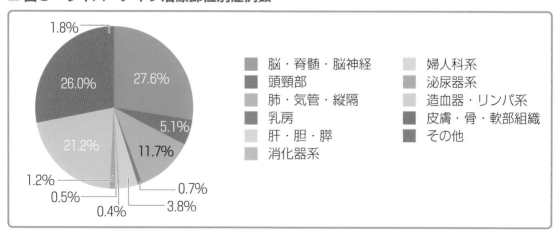

資料：新百合ケ丘総合病院放射線治療科　サイバーナイフ診療部

Column 1

サイバーナイフの開発者；ジョン・アドラー教授からのメッセージ

　本書『サイバーナイフで治療する 脳・頭蓋骨・頭蓋底・脊椎のがん転移』の発刊にあたり、開発者であるアドラー教授からメッセージをいただきました。

　過去10年間において宮﨑紳一郎先生が立ち上げたサイバーナイフセンターは、今日疑いようもなく世界で最も多忙な施設であり、1万件を超える単回照射や少数回分割照射の放射線治療を行ってこられました。治療されてきた病変の多くは転移性腫瘍です。したがって、宮﨑先生がご経験されたことを若い世代の医師たちのためにまとめて、「脳、頭蓋底、脊椎の転移性腫瘍」に関する専門書を著されたことは適切であると考えます。放射線治療は転移性悪性腫瘍の治療においてますます優先される傾向にあり、特に微小な転移性腫瘍の例においては最優先されることから、本書が放射線治療に携わる皆さまに大いに寄与することでしょう。サイバーナイフの発明者として私は、優れた技術を持つ脳外科医や放射線腫瘍医たちが"私の"技術を使って放射線治療分野の開拓を推し進めてくださったことを、この上なく誇りに思います。私自身も脳外科医ですので、「最高の手術器具でさえも潜在能力を引き出すには匠の技術を必要とする」ということを確信しています。これが宮﨑先生の新しい書に込められた魂なのです。

ジョン・R・アドラー
ドロシー＆TK・チャン・センター教授
スタンフォード大学脳神経外科学教室

　Over the past decade Dr. Shinichiro Miyazaki has established what is arguably the busiest CyberKnife center in the world today, and in doing so treated more than 10,000 single session and hypofractionated radiosurgical cases. A vast number of these radiosurgically treated lesions were metastatic tumors. Therefore, it is opportune that Dr. Miyazaki now summarizes this experience for a new generation of physicians in this current treatise entitled "Metastatic Tumors of the Brian, Skull base and Spine". Since radiosurgery increasingly dominates the treatment of metastatic cancer, especially patients with oligo metastatic disease, this book has a lot to offer all practitioners of radiosurgery. As the creator of the CyberKnife I could not be prouder of how skilled neurosurgeons and radiation oncologists have pushed the frontiers of radiosurgery using "my" technology. As a neurosurgeon myself, I can never forget that even the best surgical instruments require the skills of maestros to recognize their innate potential. That is the spirit captured in Dr. Miyazaki's new book.

John R. Adler, Jr., MD
Dorothy & TK Chan Professor
Department of Neurosurgery Stanford University

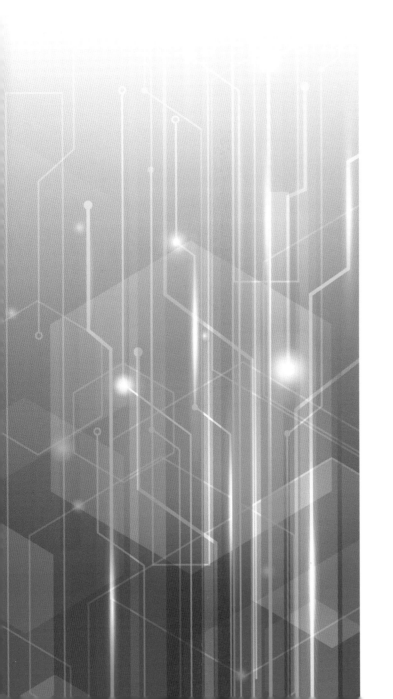

第II部

転移性腫瘍への
サイバーナイフ治療

第1章 脳への転移、転移性脳腫瘍

1．小脳、脳幹部への転移性腫瘍の治療

狭い空間の後頭蓋窩（小脳、脳幹部）にみられる転移性脳腫瘍

小脳と脳幹が収まる後頭蓋窩

　脳と脊髄はともに"中枢神経"と命名されており、その名の示す通り、生命にとって大変重要な組織であることから、頭蓋骨と脊椎骨という硬い丈夫な骨組織により厳重に囲まれて存在しています。このように骨の容器に完全に囲まれている臓器は他にありません。

　この脳が収められている頭蓋骨の中のスペースは、頭蓋腔（cranial cavity）と脳幹部より脊髄（頸髄）に連続していくことになります。

　頭蓋骨の上部（円蓋部）をはずして上から眺めると、頭蓋の底（内頭蓋底）は前方から、前、中、後の3つに分かれており、それぞれ前頭蓋窩、中頭蓋窩、後頭蓋窩と呼ばれます。

　前頭蓋窩には大脳の前頭葉と呼ばれる部位が存在し、中頭蓋窩には大脳の側頭葉と呼ばれる部位が存在します。残りの後頭蓋窩には、小脳と脳幹が存在しています。後頭蓋窩の真中にみられる大きな孔が、大孔と命名されており、ここから下は脳幹部より脊髄（頸髄）に連続していくことになります。

　また、頭蓋腔を側面から眺めると、後頭蓋窩は褐色に染まった部位に相当し、小脳、脳幹部が収まっている空間であり、大孔部より下方に脊髄（頸髄）に連続していることがわかります。

後頭蓋窩に転移したがんの治療

　この後頭蓋窩と呼ばれる後頭部の下半分のスペースには、小脳と脳幹部という脳の中でも生命維持に特に重要な部分が存在し、上部に存在する大脳との間には小脳テントという硬い隔壁が存在して、スペースが仕切られています。

　この後頭蓋窩という狭い窮屈なスペースに、さらにがん転移が出現し増大したとき、治療として定位放射線治療を実施する際には転移がんの体積と周辺の重要構造に対する影響を考慮して、広いスペースにゆったりと存在する大脳と比較して、特段に繊細で格別な配慮が必要になります。その具体的な治療の手法が、サイバーナイフの"少数回分割"定位放射線治療ということになります。

　たとえば、後頭蓋窩の小脳転移についてサイバーナイフの治療計画を実際に作成すると、小脳転移の体積が2.5ccと正確に算出されます。この正確な体積をもとに治療の分割回数を3回にするかあるいは5回にするかなどと決めていくことになります。小脳での2.5ccは大脳であれば5ccに相応（2倍に相応）するとこれまでの治療経験より認識しており、現在までこの"後頭蓋窩のスペースの狭さ"を念頭に、周辺の脳幹部などの構造への影響を充分考慮して治療計画を作成してきています。

　では、実際の小脳転移、脳幹部転移の治療例を、画像を提示しながらいくつかみていくことにします。

▓ 頭蓋底＝内頭蓋底（頭蓋骨の上部〈円蓋部〉をはずして上から眺めた図）

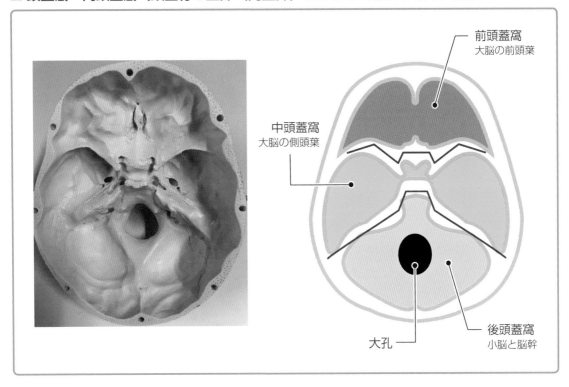

前頭蓋窩
大脳の前頭葉

中頭蓋窩
大脳の側頭葉

大孔

後頭蓋窩
小脳と脳幹

▓ 頭蓋腔（側面から眺めた図）

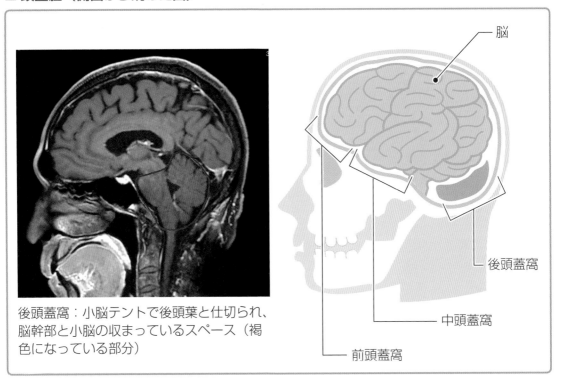

脳

後頭蓋窩

中頭蓋窩

前頭蓋窩

後頭蓋窩：小脳テントで後頭葉と仕切られ、脳幹部と小脳の収まっているスペース（褐色になっている部分）

症例 ❶　転移性小脳腫瘍

1　小細胞肺がんの小脳転移………………………………………… 50代男性

症状 めまい、嘔気、嘔吐、失調

　2週間前よりめまいが強くなり、3日前よりさらに急激に悪化し、嘔気、嘔吐を伴い近くの総合病院を受診しました。脳神経外科の診察、検査で小脳に腫瘍があることが判明し当院へ紹介されました。翌日、意識は清明でしたが、症状は増悪し失調にて歩行も困難となり、救急車で来院されました。MR（図1）で小脳に大小2つの腫瘍が確認されました。

治療経過 さっそく、治療計画（図3）を作成してサイバーナイフの治療が開始されま

した。治療は、大きいほうの小脳虫部の腫瘍は体積が14.5ccで、8回分割で、右小脳半球の腫瘍体積は0.85ccで、1回照射で実施されました。この治療継続中にPETCTが実施され、肺がんが原発であることが想定され、治療後、組織診断でも小細胞肺がんと確定し、現在まで定期的に化学療法が続けられています。

治療後 12ヵ月後の現在、元気に就業し、追跡MR（図2）で小脳腫瘍は、消退していることが確認されています。

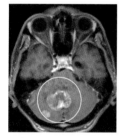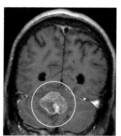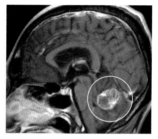

図1
治療前のMR。小脳の正中に大きな腫瘍、右に小さな腫瘍がみられる

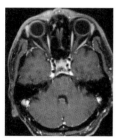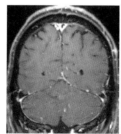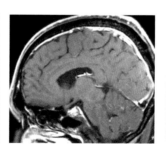

図2
治療12ヵ月後のMR。腫瘍は消退していることが確認された

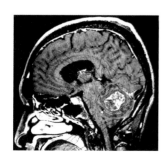

図3
MRの治療計画図。赤い線で囲まれた部分が転移性小脳腫瘍を示す

2　乳がんの小脳転移……………………………………………… 40代女性

症状 》嘔気

　4年前、大きな左乳腺腫瘤を自覚して総合病院の乳腺外科を受診しました。全身検査の結果、腋窩、肺、骨などに転移を認めるHER2タイプの乳がんT4bN2M1と診断が確定して、以後、化学療法が開始されました。その後、治療は奏功をみせてPETCTでも腫瘍は消退を確認されていました。

　2年前の3月、嘔気の訴えがあり、CTを実施したところ小脳転移がみつかり、この治療のため、紹介により来院されました。MR（図1）で右小脳半球に大きな腫瘍が確認されました。

治療経過 》治療計画（図3）を作成し、体積8.5ccの右小脳半球腫瘍について5回分割の定位放射線治療を実施しました。

治療後 》治療後はまた前医へ戻りましたが、6ヵ月ごとに追跡MRが実施され、治療2年後のMR（図2）で、腫瘍は縮小消退していることが確認されました。

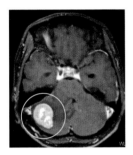
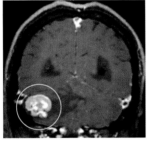
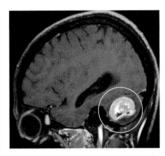

図1
治療前のMR。右小脳半球に大きな腫瘍がみられる

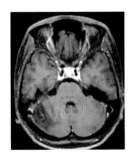
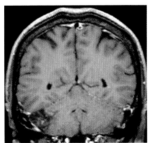
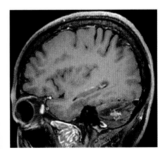

図2
治療2年後のMR。腫瘍は縮小消退していることが確認された

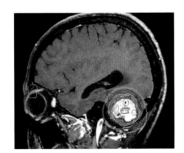

図3
MRの治療計画図。赤い線で囲まれた部分が転移性小脳腫瘍を示す

症例❷　転移性脳幹部腫瘍

| 1 | 小細胞肺がんの転移性脳幹部腫瘍（橋）‥‥‥‥‥‥‥‥‥‥‥‥‥ 50代男性 |

症状 》 構音障害

　4年前より、小細胞肺がんの診断が確定し、呼吸器内科で化学療法、放射線治療を実施していました。PETCTでみられる左副腎転移に対して、3年前に、サイバーナイフによる定位放射線治療の依頼がありました。その後、やや構音障害があり話しにくいとの訴えもあり、MR画像（図1）を取得したところ、脳幹部の転移性腫瘍がみつかりました。

治療経過 》 治療計画（図3）を作成し、腫瘍体積0.8ccの転移性脳幹部腫瘍について、3回分割の治療を実施しました。体積35.8ccの副腎転移は10回分割の治療を実施しました。

治療後 》 治療3年後の追跡MR（図2）で、腫瘍は縮小消退を持続していることが確認されました。4年後の現在も元気に就業を続けています。

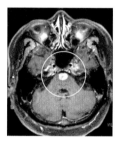
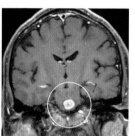
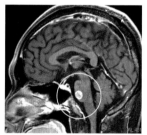

図1

治療前のMR。脳幹部（橋）に転移性腫瘍がみられる

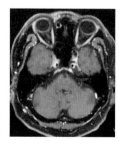
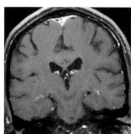
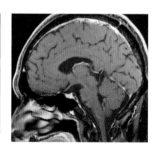

図2

治療3年後のMR。脳幹部（橋）の転移性腫瘍は縮小消退を示している

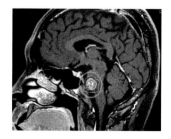

図3

MRの治療計画図。赤い線で囲まれた部分が転移性腫瘍を示す

2　肺腺がんの転移性脳幹部腫瘍（延髄）……………………………… 50代男性

症状 》特になし

　4年前、食思不振、動作緩慢、尿失禁などの異常を訴えて大学病院を受診して、肺がんの多発脳転移と診断されました。左前頭葉の脳転移の開頭手術が行われ、肺腺がんの転移であることが確定されました。

　その後、残存する脳転移と肺腺がんの治療のため、紹介を受けて転院してきました。MR（図1）で脳幹部に転移性腫瘍が確認さ

れました。

治療経過 》延髄の転移について、治療計画（図3）を作成し、体積0.7ccの腫瘍について3日間3分割で定位放射線治療を実施しました。

治療後 》治療3年後の追跡MR（図2）で評価したところ、腫瘍は縮小消退していることが確認されました。

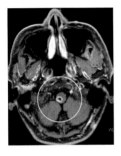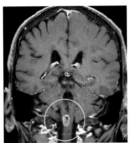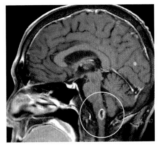

図1
治療前のMR。脳幹部（延髄）に転移性腫瘍がみられる

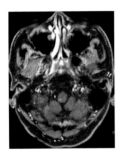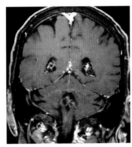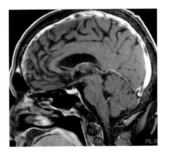

図2
治療3年後のMR。脳幹部（延髄）の転移性腫瘍は縮小消退を示している

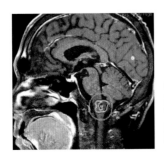

図3
MRの治療計画図。赤い線で囲まれた部分が転移性腫瘍を示す

2. 症候性脳転移の治療

負担の少ない定位放射線治療

転移性脳腫瘍が、脳のそれぞれの特定の機能を持った部位で増大して、一定の体積に達してくると脳浮腫も伴い、運動麻痺、視野欠損、知覚障害、てんかん発作、失調、頭痛などの明らかな症状をみせてくることになります。

このような症状を呈する一定以上の大きさを持った転移性脳腫瘍に対しては、以前より、開頭手術による治療を適応することが勧められてきました。一般的に、最大径が3cmを超える腫瘍は手術治療が勧められています。

しかし、私どもは脳転移に対し手術による治療を適応することについて、むしろかなり慎重であるべきではないかと考えてきました。

その理由の1つは、上皮が悪性化して発生するがんは、上皮の存在しない脳には発生しないため、脳転移が存在するときにはがん細胞を血流に乗せて脳へ送り出す原発がんが脳以外の体のどこかに必ず存在しているはずで、それらの原発がんの診断や治療も、可能な限り早急に的確に開始されるべきであろうと考えられるからです。

脳転移の治療は、手術でも定位放射線治療でも典型的な局所治療ですので、むしろ全身のがんの全体像を見極めて、早急にどう対処していくべきかをまず見渡すことも大事になります。

こういった観点からも、負担の少ない短期間に実施遂行できる定位放射線治療をなるべく適応するべきであろうと考えます。

周辺脳組織への影響を考慮

さらにもう1点、がんを手術で摘出する手段の原則は、がん周辺の正常組織も含めて取り残しがないように摘出することとされています。すなわち、がん周囲の機能を持った正常脳組織も含めて摘出することが推奨されることになります。がん転移が運動領にあれば四肢の運動麻痺の残存が、感覚領にあればしびれなどの知覚障害が、言語領に近ければ会話の不都合が、視覚領にあれば見る機能の不都合が悪化します。小脳核にあれば失調などバランスの機能障害が残ることになります。

このような症候が可及的に残らないようにするためには、腫瘍の体積や腫瘍周辺の脳組織の機能への影響を考慮し、治療の分割回数を自在に変えることが可能な少数回分割の定位放射線治療"multisession radiosurgery"による治療が、より安全で望ましいのではないかと考えています。このような観点からこれら一定の体積を持ち、症候を示す症候性脳転移"symptomatic brain metastasis"の治療例を、以下の3つに分けて提示してみたいと思います。

(1)それぞれの部位の症候性脳転移

(2)各種の原発がんからの転移性脳腫瘍

(3)のう胞性の転移性脳腫瘍

また、(4)として"脳下垂体転移"と呼ばれる病態についても1項目を設けて提示したいと思います。この転移性脳下垂体腫瘍は血流に乗って脳下垂体に転移がみられるようになった状態を指していますが、次の第2章では、周辺の頭蓋底がんが脳下垂体を包み巻き込む病態も決して稀ではなく、治療例を示していますので合わせてご参照ください。

▨ 脳転移を来しやすいがん

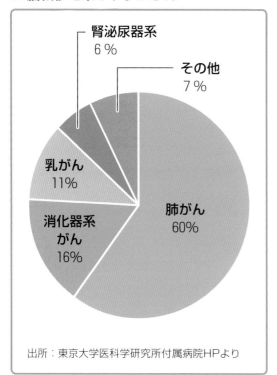

出所：東京大学医科学研究所付属病院HPより

▨ 脳転移のサイバーナイフ治療

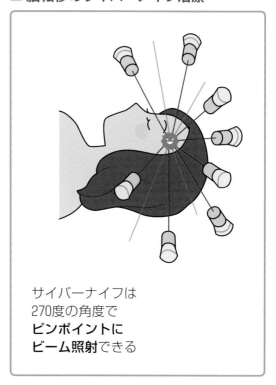

サイバーナイフは
270度の角度で
ピンポイントに
ビーム照射できる

▨ 脳転移の位置と体への影響

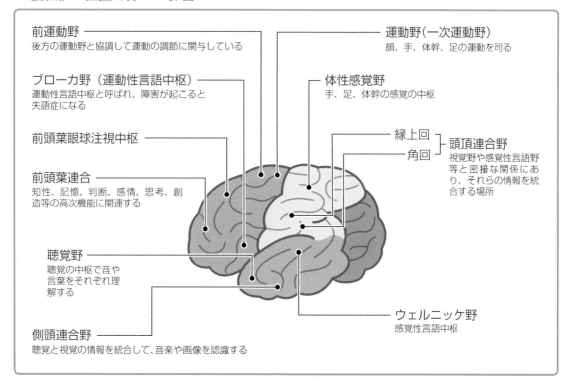

前運動野
後方の運動野と協調して運動の調節に関与している

ブローカ野（運動性言語中枢）
運動性言語中枢と呼ばれ、障害が起こると
失語症になる

前頭葉眼球注視中枢

前頭葉連合
知性、記憶、判断、感情、思考、創
造等の高次機能に関連する

聴覚野
聴覚の中枢で音や
言葉をそれぞれ理
解する

側頭連合野
聴覚と視覚の情報を統合して、音楽や画像を認識する

運動野（一次運動野）
顔、手、体幹、足の運動を司る

体性感覚野
手、足、体幹の感覚の中枢

縁上回
角回

頭頂連合野
視覚野や感覚性言語野
等と密接な関係にあ
り、それらの情報を統
合する場所

ウェルニッケ野
感覚性言語中枢

症例 ① それぞれの部位の症候性脳転移

1 肺腺がんの前頭部などの多発脳転移 ················· 50代男性

症状 》前頭部の激しい頭痛

　2ヵ月前より前頭部の頭痛を自覚するようになり、痛みが次第に増悪するため、近くの脳神経外科を受診しました。前頭部に大きな腫瘍がみられたため、治療について紹介されて来院されました。

治療経過 》CT、MR（図1）で治療計画（図3）を作成して、合わせて12ヵ所の多発脳転移について1つひとつサイバーナイフの治

療を実施しました。前頭部の2つの腫瘍体積は合わせて9.7ccでしたので、5日間5回分割で治療を実施しました。脳転移の治療中にPETCTで原発がんの検索も実施して、肺腺がんが原発腫瘍であると確定され、呼吸器内科で化学療法も開始されました。

治療後 》治療4ヵ月後の追跡MR（図2）では、脳転移はすべて縮小消退をみせており、頭痛など自覚症状も改善をみせました。

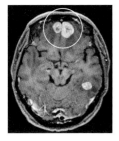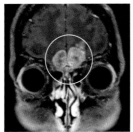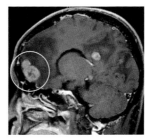

図1
治療前のMR。前頭部の正中に1つずつある転移性脳腫瘍を2つ合わせて一緒に治療を実施。この他に全体では12ヵ所の脳転移が多発していた

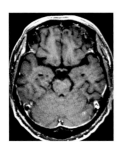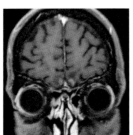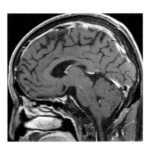

図2
治療4ヵ月後のMR。治療を実施した前頭部正中の2つの腫瘍を含めて、12ヵ所の脳転移はすべて縮小消退をみせていた

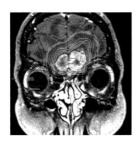

図3
MRの治療計画図。赤い線で囲まれた部分が転移性脳腫瘍を示す

2 　子宮体がんの右前頭頭頂葉の転移性脳腫瘍 ……………………… 60代女性

■症状 》左上半身運動麻痺および感覚麻痺、症候性てんかん

　約2週間前より左手のしびれと巧緻運動障害を自覚し、3日後には左上肢が上がらず着衣動作が困難となったため、救急車にて近くの大学病院へ搬送されました。

　搬送の際、意識は清明で、左上肢の不全麻痺と知覚障害がありましたが、少し改善をみせていました。左上肢の麻痺が出る前に腕のけいれんがみられたとの訴えにより、脳腫瘍による症候性てんかんの診断で入院となりました。不正性器出血もあり、精査で子宮体が

んと全身多発転移が確認されました。その後、大きな症候性脳転移の治療のため紹介されて来院されました。

■治療経過 》CT、MR（図1）の画像を用いて治療計画（図3）を作成し、腫瘍体積は25.1cc、治療は5日間5分割で実施されました。

■治療後 》治療4ヵ月後の追跡MR（図2）で、腫瘍は順調に縮小消退傾向を示していることが確認されました。左上肢の不全麻痺と知覚障害は次第に軽快、消退傾向をみせました。

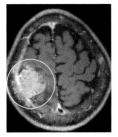 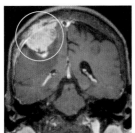 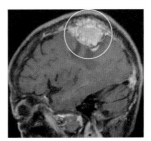

図1
治療時のMR。右前頭頭頂葉に大きな頭蓋骨浸潤を伴う転移性脳腫瘍がみられる

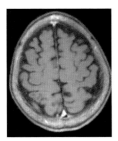 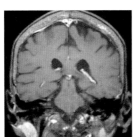 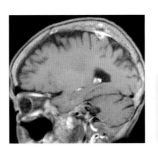

図2
治療4ヵ月後のMR。大きな転移性脳腫瘍の縮小消退傾向が確認された

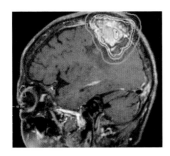

図3
MRの治療計画図。赤い線で囲まれた部分が転移性脳腫瘍を示す

3 乳がんの左前頭葉運動領の転移性脳腫瘍 ························· 50代女性

症状 》 歩行障害、右半身片麻痺（運動麻痺）

8ヵ月前に大きな胸部の乳腺腫瘤にて近医の乳腺外科を受診しました。その後、手術前の化学療法が開始され、7ヵ月を越えた頃より歩行障害がみられるようになりました。MR（図1）で多発する脳転移を指摘されて、脳転移の治療のため紹介されて来院されました。右半身の不全麻痺を認め、車いすでの来院となりました。

治療経過 》 CT、MRで治療計画（図3）を作成して、左運動領の大きな転移性脳腫瘍について、5回分割でサイバーナイフの定位放射線治療を実施しました。腫瘍体積は20ccでした。その他の多発する脳転移についても同様の定位放射線治療を実施し、紹介医の元へ戻りました。

治療後 》 治療1年後の追跡MR（図2）では、腫瘍は縮小消退傾向が確認され、左片麻痺も改善消退していました。

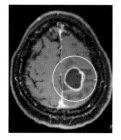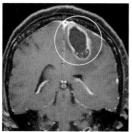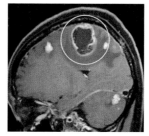

図1

治療前のMR。左前頭葉に大きな、のう胞性の転移性脳腫瘍がみられる

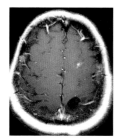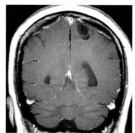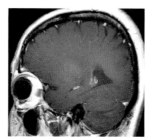

図2

治療1年後のMR。治療を実施した腫瘍は縮小消退傾向をみせていた

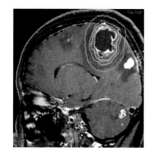

図3

MRの治療計画図。赤い線で囲まれた部分が転移性脳腫瘍を示す

4 子宮体がんの右前頭葉運動領の皮質下転移 …………………… 60代女性

症状 左上下肢の筋力低下、左半身不全麻痺

2年前、帯下に出血がみられ、婦人科で子宮体がんと診断が確定し、腹腔鏡下の摘出手術が実施されました。3ヵ月前に転倒して胸椎圧迫骨折を来しましたが、その後、次第に左上下肢の筋力低下、麻痺が明らかに進行してきて、MR（図1）で2ヵ所の脳転移が指摘されました。治療のため紹介されて歩行障害のため車椅子で来院されました。

治療経過 CT、MRで治療計画（図3）を作成して、右前頭葉運動領の皮質下腫瘍は、5回分割で治療が実施されました。腫瘍体積は8ccでした。もう一つの左頭頂葉の転移性腫瘍は体積2ccで、3回分割で同様に治療が実施されました。

治療後 治療2ヵ月後、追跡MR（図2）では、腫瘍と周辺の脳浮腫はともに縮小消退傾向をみせており、左片麻痺もほぼ正常に回復をみせていました。引き続き経過観察の予定です。

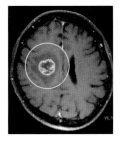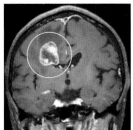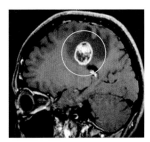

図1
治療前のMR。右前頭葉運動領の皮質下に周辺浮腫を伴う転移性脳腫瘍がみられる

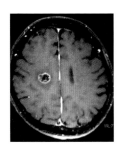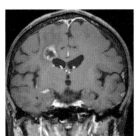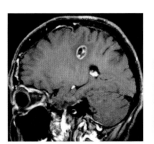

図2
治療2ヵ月後のMR。治療後の転移性脳腫瘍と周辺浮腫はともに縮小消退傾向をみせている

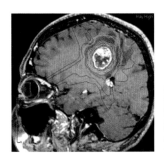

図3
MRの治療計画図。赤い線で囲まれた部分が転移性脳腫瘍を示す

5　乳がんの右後頭葉の硬膜下転移⋯⋯⋯⋯⋯⋯⋯⋯⋯⋯⋯⋯⋯⋯　60代女性

症状 》左同名半盲（両眼ともに左側半分の視野が見えない）

　8年前に女性ホルモンに反応する乳がんの診断で、乳がん専門クリニックで乳房切除と乳房再建の手術治療を受け、その後、大学病院でホルモン剤の治療を受けていました。4年前に意識消失発作がみられることより脳転移がみつかり、大学病院で全脳照射を受けました。その3ヵ月後、今度は意識は清明ではっきりしているが、何となく気分が悪いと訴えて脳神経外科に来院されました。診察では左半分が左右両眼でともに見えない左同名半盲が認められることがわかりました。MR（図1）で同名半盲を来す原因の右硬膜下転移がみられることがわかりました。

治療経過 》そこでさっそく、治療計画（図3）を作成し、3日間3分割で治療は実施されました。腫瘍は4.8ccでした。

治療後 》治療後は、次第に左同名半盲は改善傾向を示していき、翌年の治療7ヵ月後のMR（図2）では、硬膜下転移は縮小消退していることが確認されました。

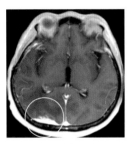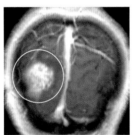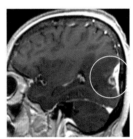

図1
治療前のMR。右後頭葉に硬膜下転移がみられる

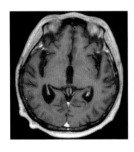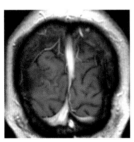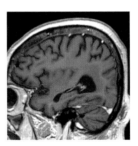

図2
治療7ヵ月後のMR。右後頭葉の硬膜下転移は、治療後は縮小消退を示した

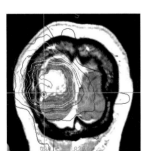

図3
MRの治療計画図。赤い線で囲まれた部分が硬膜下の転移性脳腫瘍を示す

6　肺腺がんの左後頭葉の皮質下転移 ……………………………… 70代男性

■症状》 右同名半盲（両眼ともに右側半分の視野が見えない）

　しばらく前から視覚異常を自覚して近医眼科を受診しました。眼科では右同名半盲がみられたので、大学病院で頭蓋内の検査を受けるように紹介されました。大学病院ではMR（図１）で、左後頭葉に２cm大の転移性脳腫瘍がみられ、CTで右上葉に肺がんが確認されました。組織検査では肺腺がんと判明し、脳転移の治療について紹介されて来院されました。

■治療経過》 CT、MRで治療計画（図３）を作成して、サイバーナイフの治療が５日間５割で実施されました。腫瘍体積は9.6ccでした。

■治療後》 治療９ヵ月後のMR（図２）では腫瘍は縮小消退をみせており、右同名半盲も改善し消失していました。

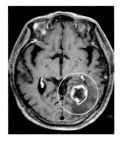
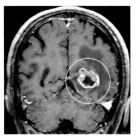
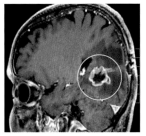

図1
治療前のMR。左後頭葉の皮質下に大きな転移性脳腫瘍がみられる

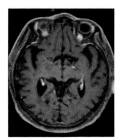
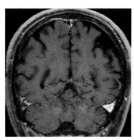
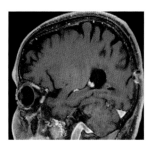

図2
治療９ヵ月後のMR。左後頭葉皮質下の腫瘍は縮小消退を示した

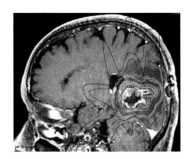

図3
MRの治療計画図。赤い線で囲まれた部分が転移性脳腫瘍を示す

7　卵巣がんの右前頭葉〜頭頂葉（運動領と感覚領）転移 ………… 60代女性

症状 》 左半身不全麻痺

　2年前に、卵巣がんの診断で腹腔鏡を用いた卵巣摘出術が実施され、化学療法が実施されました。治療開始から1年が経過した先日、左手で物を取ろうとしてうまく取れないこと、歩行時も少しふらふらすることを自覚しました。

　夜間でしたが救急外来を受診しました。MRで多発する脳転移がみられるため、サイバーナイフの治療を紹介されて来院されました。構音障害と左上肢知覚障害がみられました。

治療経過 》 CT、MR（図1）で治療計画（図3）を作成して、治療は5日間5分割で実施されました。腫瘍体積は5.8ccでした。

治療後 》 治療2ヵ月半後のMR（図2）では転移性脳腫瘍と周辺の脳浮腫は縮小消退をみせており、症状も軽快改善をみせていました。さらに10ヵ月後にも元気に回復していることが確認されています。

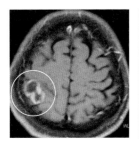 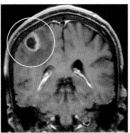 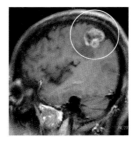

図1
治療前のMR。右頭頂葉に転移性脳腫瘍と周辺に脳浮腫の拡がりがみられる

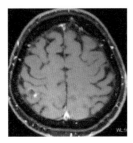 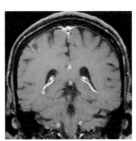 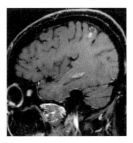

図2
治療2ヵ月半後のMR。転移性脳腫瘍と周辺脳浮腫は縮小消退をみせている

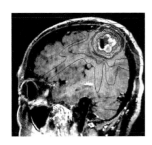

図3
MRの治療計画図。赤い線で囲まれた部分が転移性脳腫瘍を示す

8　肺腺がんの右前頭葉〜頭頂葉（運動領と知覚領）転移 ……… 60代男性

症状 》左半身不全麻痺（知覚障害と運動障害）

　2ヵ月前に突然の胸痛と息苦しさを自覚して、総合病院を受診しました。呼吸器外科で気胸と診断され治療が始まり、検査により肺腺がんの診断が確定しました。PETCTで全身検索も実施され、疼痛の激しい腰椎転移が指摘され、MRでは多発脳転移がみられました。脳転移治療の依頼があり、腰痛と左半身の運動知覚麻痺のため、臥床した状態で転院されました。

治療経過 》CT、MR（図1）で治療計画（図3）を作成し、まず右頭頂葉の大きな脳転移について8日間8分割で治療が実施されました。腫瘍体積は28ccでした。また同時に多発する他の6つの脳転移についても同様の定位放射線治療が実施されました。その後は、化学療法が呼吸器内科で開始されました。

治療後 》治療2ヵ月後のMR（図2）で、腫瘍と周辺脳浮腫は縮小消退傾向をみせました。左半身の知覚麻痺（しびれ）と左半身不全麻痺も改善し、やっと一人で歩行できるようになってきました。今後も治療、リハビリテーションが続きます。

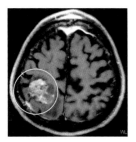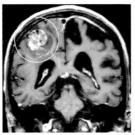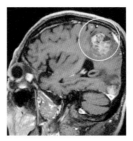

図1
治療前のMR。右頭頂葉に大きな転移性脳腫瘍と周辺の脳浮腫がみられる

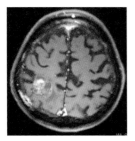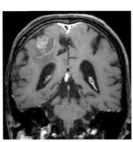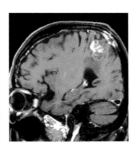

図2
治療2ヵ月後のMR。転移性脳腫瘍は順調に縮小をみせ、周辺の脳浮腫も縮小消退をみせた

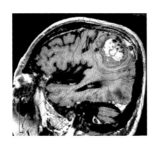

図3
MRの治療計画図。赤い線で囲まれた部分が転移性脳腫瘍を示す

9 　卵巣がんの右前頭葉運動領の皮質下転移 ………………………… 60代女性

症状 》 左手指のけいれん発作

　4年前に総合病院で腹膜がんの診断で開腹手術が行われました。卵巣がんの診断で化学療法が実施されていましたが、2年後にけいれん発作で救急搬送された総合病院より多発脳転移の診断で紹介され、当院へ来院されました。

　11ヵ所の脳転移についてサイバーナイフの定位放射線治療が実施されました。さらに2年後、左手指のけいれんがみられ、多発脳転移の再発のため来院されました。

治療経過 》 再度4ヵ所の脳転移がみられ（図1）、それぞれに治療計画（図3）を作成して、治療を実施しました。その中で左手指けいれんの原因になったとみられる右前頭葉の運動領皮質下の脳転移の治療を示します。治療は3日間3分割で実施され、腫瘍体積は2.1ccでした。

治療後 》 治療7ヵ月後のMR（図2）では、腫瘍は縮小消退をみせていることが確認されました。

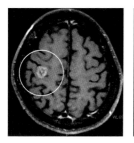
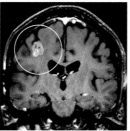
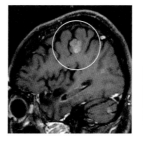

図1
治療前のMR。右前頭葉の運動領皮質下に転移性脳腫瘍がみられる

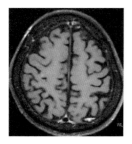
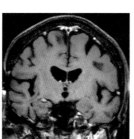
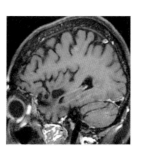

図2
治療7ヵ月後のMR。転移性脳腫瘍は縮小消退をみせた

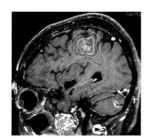

図3
MRの治療計画図。赤い線で囲まれた部分が転移性脳腫瘍を示す

症例 ❷ 各種の原発がんからの転移性脳腫瘍

1 肺扁平上皮がんの第３脳室転移……………………………… 60代女性

症状 》複視

　年の始めころよりふらふらして、物が二重に見えることを自覚し、近くの眼科、耳鼻咽喉科を経由して、４月に大学病院の脳神経外科を受診しました。MRで頭蓋内正中部の中脳に腫瘍があることを指摘され、すぐに神経内視鏡による腫瘍の生検と第３脳室底開窓手術が行われました。

　組織検査の結果、頭蓋内には存在しない扁平上皮がんと診断が確定し、肺がんが原発と判明しました。転移性脳腫瘍の治療のため紹介されて来院されました。来院時、眼球運動障害による複視を強く訴えました。

治療経過 》CT、MR（図１）で、治療計画（図３）を作成し、治療は３日間３分割で実施されました。腫瘍体積は1.5ccでした。

治療後 》治療３ヵ月後に、MR（図２）で脳転移の縮小と複視の改善を確認しました。その後は大学病院に戻り、継続治療となりました。

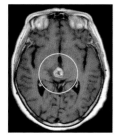 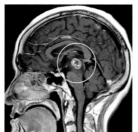 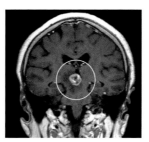

図1
治療前のMR。第３脳室に転移性脳腫瘍がみられる

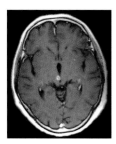 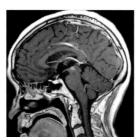 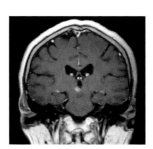

図2
治療３ヵ月後のMR。転移性脳腫瘍は縮小傾向を示している

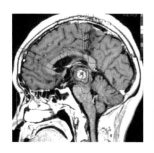

図3
MRの治療計画図。赤い線で囲まれた部分が転移性脳腫瘍を示す

2 腎がんの左前頭葉（運動領）転移 ‥‥‥‥‥‥‥‥‥‥‥‥‥‥‥ 60代女性

症状 》**右運動麻痺、知覚麻痺**

2年前に大きな右腎がんがみつかり、泌尿器科で摘出手術を受けました。その後、肺転移など全身の転移がみられたので、化学療法が実施されてきました。

1年ほど前に、1週間前から左上肢のしびれや、動きが思うようにできなくなることを自覚しました。内科でMRを撮り左前頭葉に大きな脳転移がみられ、治療のため紹介されて来院されました。右上半身と両側の下肢に明らかな麻痺がみられました。

治療経過 》さっそくCT、MR（図1）で治療計画（図3）を作成し、16ヵ所の多発する大小の脳転移について1つひとつサイバーナイフの定位放射線治療を実施しました。左前頭葉運動領の腫瘍体積は5.6ccで、治療は5日間5回分割で実施されました。

治療後 》治療3ヵ月後のMR（図2）では腫瘍と周辺の脳浮腫は縮小消退傾向をみせており、運動麻痺も改善していました。

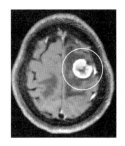
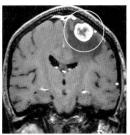
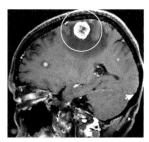

図1
治療前のMR。左前頭葉運動領に大きな転移性脳腫瘍とこれに伴う広い脳浮腫がみられる

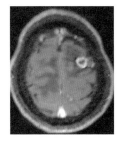
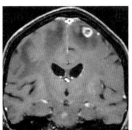
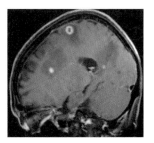

図2
治療3ヵ月後のMR。転移性脳腫瘍と脳浮腫は縮小消退傾向をみせている

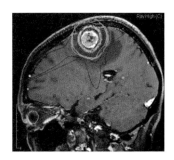

図3
MRの治療計画図。赤い線で囲まれた部分が転移性脳腫瘍を示す

3 甲状腺濾胞がんの左前頭葉転移 ⋯⋯⋯⋯⋯⋯⋯⋯⋯⋯⋯⋯ 80代女性

症状 ≫ 歩行障害、失語症、認知機能低下、頭痛

　8年前に甲状腺濾胞がんで手術治療がなされています。2年前に、約2週間前より右へ傾く歩行障害、認知機能の低下、失語症の症候が目立ってきたとのことでMRを撮り、転移性脳腫瘍がみられるため、総合病院の内科より紹介されて来院されました。

治療経過 ≫ CT、MR（図1）で治療計画（図3）を作成し、大きな左前頭葉の転移性脳腫瘍について5日間5分割でサイバーナイフの治療が実施されました。腫瘍体積は10.1ccでした。

治療後 ≫ 治療2ヵ月後のMR（図2）では、腫瘍とこれに伴う脳浮腫はともに縮小消退傾向をみせていました。2年後の現在も紹介元の内科で定期的に経過観察が続けられています。

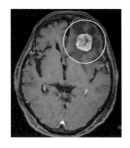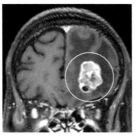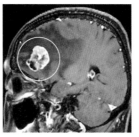

図1
治療前のMR。左前頭葉に大きな転移性脳腫瘍と、これに伴う周辺の脳浮腫がみられる

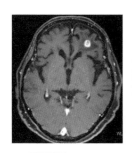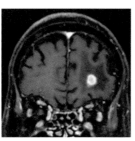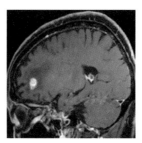

図2
治療2ヵ月後のMR。転移性脳腫瘍と周辺の脳浮腫は縮小消退傾向をみせている

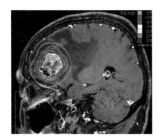

図3
MRの治療計画図。赤い線で囲まれた部分が転移性脳腫瘍を示す

4 甲状腺乳頭がんの左前頭葉転移 ······················· 70代女性

症状 》特になし

30年前に甲状腺専門病院で最初の手術治療が行われ、甲状腺乳頭がんと診断されて、その後は継続して専門医にて経過観察が行われてきており、頭頸部に繰り返して再発転移病巣が出現するたびに、手術摘出が実施されてきました。

8年前に、特段の神経症候はみられませんでしたが、定期的な画像検査で左前頭葉に大きな転移性脳腫瘍がみられたため、治療を勧められました。

治療経過 》CT、MR（図1）で治療計画（図3）を作成して、7日間7分割でサイバーナイフの治療が実施されました。腫瘍体積は16.6ccでした。また合わせて合併する頸部や鎖骨窩のリンパ節転移病変も同様に定位放射線治療を実施しました。

治療後 》治療1年7ヵ月後のMR（図2）で、腫瘍は著しい縮小傾向をみせていることが確認されました。

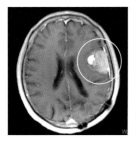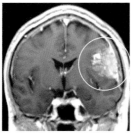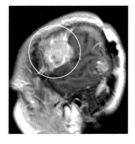

図1
治療前のMR。左前頭葉に大きな転移性脳腫瘍がみられる。脳浮腫は伴っていない

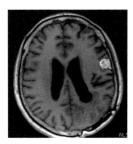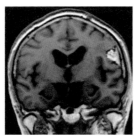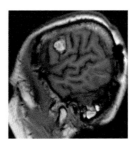

図2
治療1年7ヵ月後のMR。腫瘍は著しい縮小傾向をみせている

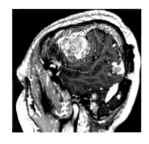

図3
MRの治療計画図。赤い線で囲まれた部分が転移性脳腫瘍を示す

5　肝臓がんの右後頭葉転移 ……………………………………… 60代男性

症状 》視野障害

　B型肝炎を背景に約10年を経て肝がんを指摘されました。手術、ラジオ波治療、血管内治療、放射線治療などいくつかの治療が実施されて、肝がんを制御してきました。

　その後、肺転移が指摘され、分子標的薬の治療が開始されましたが、その年の12月には胸椎転移も確認され、時々視覚視野異常を自覚するようになりました。MRで右後頭葉、小脳などに多発脳転移を指摘されて治療のため来院されました。

治療経過 》CT、MR（図１）で治療計画（図３）を作成して、左視野欠損を来す右後頭葉転移について、３日間３分割で治療を実施しました。腫瘍体積は3.1ccでした。多発する他の脳転移の治療も済ませ、治療後は紹介元の大学病院に戻りました。

治療後 》治療１年後の春のMR（図２）では、腫瘍は縮小消退をみせていました。視野障害も改善消失しました。

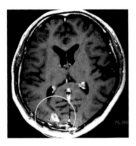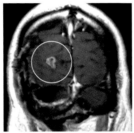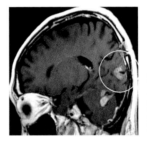

図１

治療前のMR。右後頭葉や小脳に転移性脳腫瘍がみられる

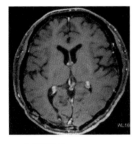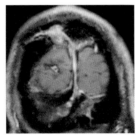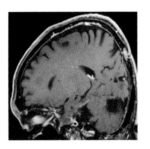

図２

治療１年後のMR。右後頭葉の転移性脳腫瘍は縮小消退を示した

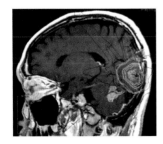

図３

MRの治療計画図。赤い線で囲まれた部分が転移性脳腫瘍を示す

6　乳がんの右後頭葉転移 ……………………………………………… 60代女性

症状 》 左同名半盲

　3年前に、乳腺外科で乳がんの肝転移、胸椎転移の診断を受けて、化学療法、手術治療が継続されていました。左同名半盲を自覚するため脳転移を疑われ、治療のため来院されました。

治療経過 》 CT、MR（図1）で治療計画（図3）を作成して、治療は乳がんの化学療法との兼ね合いで、6日間3分割で実施されました。腫瘍体積は10.4ccでした。

治療後 》 治療11ヵ月後のMR（図2）では

腫瘍は縮小消退をみせました。症状も改善をみせましたが、この時以降、視力の低下を自覚する訴えがありました。さらに2ヵ月後に再来し、MRでは治療後1年を越えて生じた放射線治療後の壊死が疑われる所見がみられましたので、改善のためにベバシズマブ（アバスチン）の1回注射を実施しました。

　この治療1ヵ月後には、MR画像所見と視力低下などの自覚症状はともに消退改善をみせました。

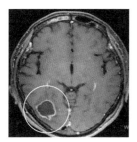
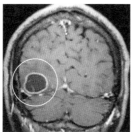
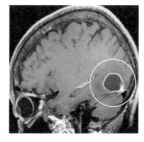

図1
治療前のMR。右後頭葉に大きな転移性脳腫瘍がみられる

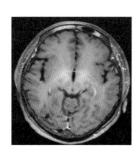
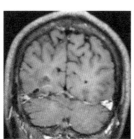
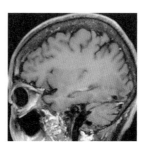

図2
治療11ヵ月後のMR。腫瘍は縮小消退をみせた

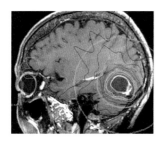

図3
MRの治療計画図。赤い線で囲まれた部分が腫瘍を示す

7 悪性リンパ腫の大脳基底核部転移 ………………………… 70代女性

症状 》 歩行障害、右不全麻痺、構音障害

　1年程前より右胸にしこりがあったが放置していました。7ヵ月前に比較的短い期間に急激に進行する歩行障害がみられ、会話もままならなくなりました。

　脳神経外科を受診してMRで乳がんの多発脳転移が疑われました。乳腺外科で乳腺腫瘤について生検検査を実施し、脳転移についてサイバーナイフの治療を勧められて来院されました。

治療経過 》 CT、MR（図1）で治療計画（図3）を作成して、中脳、左視床、基底核、内包を占拠する転移性脳腫瘍について7回分割の定位放射線治療が実施されました。腫瘍体積は15.5ccでした。

治療後 》 乳腺の組織検査はすぐに悪性リンパ腫との診断が報告され、治療後は血液内科で化学療法が開始されました。症状はすぐに改善されはじめ、2ヵ月後のMR（図2）では、腫瘍はほぼ縮小消退を示しました。

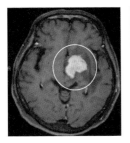 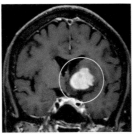 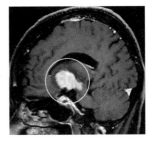

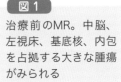
図1
治療前のMR。中脳、左視床、基底核、内包を占拠する大きな腫瘍がみられる

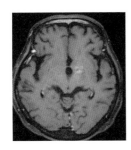 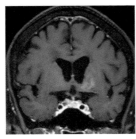 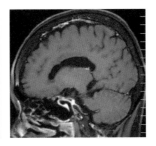

図2
治療2ヵ月後のMR。治療後に腫瘍は速やかに縮小消退を示した

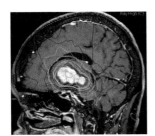

図3
MRの治療計画図。赤い線で囲まれた部分が転移性脳腫瘍を示す

8 子宮体がんの右後頭葉転移 ‥‥‥‥‥‥‥‥‥‥‥‥‥‥‥‥‥‥ 70代女性

症状 》 左同名半盲

　大学病院婦人科で子宮体がん摘出術後、約6ヵ月間化学療法が実施されていましたが、全身の縦隔や鎖骨窩、傍大動脈リンパ節転移について、放射線科で治療が追加されていました。この放射線治療中に"左足がつまずきやすい"との訴えがあり、左同名半盲が疑われ、MRで右後頭葉の転移性脳腫瘍が判明し

ました。この脳転移の治療について大学病院の放射線科からの紹介で来院されました。

治療経過 》 CT、MR（図1）で治療計画（図3）を作成して、治療は5日間5分割で実施されました。腫瘍体積は5.3ccでした。

治療後 》 治療2ヵ月後のMR（図2）で、転移性脳腫瘍と脳浮腫は縮小消退し、左同名半盲の症候も改善をみせました。

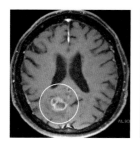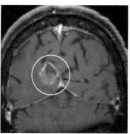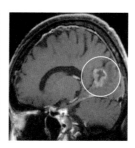

図1

治療前のMR。右後頭葉に転移性脳腫瘍と周辺の脳浮腫がみられる

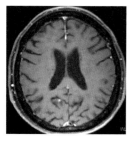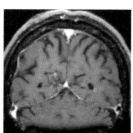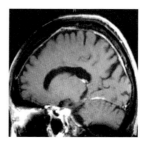

図2

治療2ヵ月後のMR。転移性脳腫瘍と周辺の脳浮腫は縮小消退をみせた

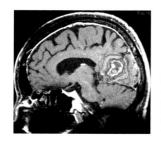

図3

MRの治療計画図。赤い線で囲まれた部分が右後頭葉の転移性脳腫瘍を示す

9 卵巣がんの脳幹部（橋～中脳）転移 ……………………… 60代女性

症状 》 右半身不全麻痺

12年前に、大学病院婦人科で卵巣がんの診断で治療が実施され、その数年後に、局所の再発が2回確認され、その都度、局所の放射線治療が実施されてきました。

今回、右半身不全麻痺を自覚して近医クリニックを受診し、MRで脳幹部に腫瘍がみられるため、同大学病院脳神経外科に入院となりました。その後、サイバーナイフ治療のため紹介されて車いすで来院されました。

治療経過 》 右半身不全麻痺を認め、CT、MR（図1）で治療計画（図3）を作成して、治療は8日間8分割で実施されました。腫瘍体積は1.7ccでした。

治療後 治療後は、次第に順調な経過をみせ、不全麻痺も回復を示しました。治療10ヵ月後の追跡MR（図2）では、腫瘍の著明な縮小と周辺の脳浮腫の消退が確認されました。引き続き大学病院の外来通院で経過観察の予定です。

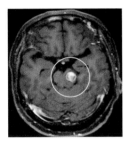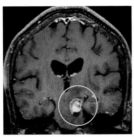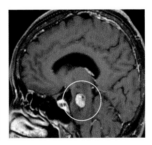

図1
治療前のMR。中脳より橋に拡がる転移性脳腫瘍と、周辺に拡がる脳浮腫がみられる

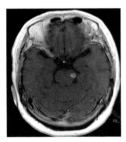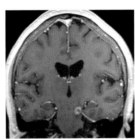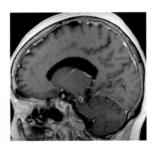

図2
治療10ヵ月後のMR。腫瘍は縮小消退傾向を示し、中脳に限局した瘢痕組織がみられる。脳浮腫は消退をみせた

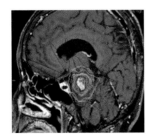

図3
MRの治療計画図。赤い線で囲まれた部分が橋～中脳の転移性脳腫瘍を示す

10 膀胱がんの左後頭葉転移 ‥‥‥‥‥‥‥‥‥‥‥‥‥‥‥‥‥‥ 70代男性

症状 》右同名半盲、失見当識

　1年3ヵ月前に進行した膀胱がんの治療について地元の市立病院より相談に来院されました。膀胱がんについては緩和的な放射線治療が実施されました。

　脳梗塞の既往があり、以前より左半身の不全麻痺があり、杖をついて歩いていましたが、1ヵ月前より次第に自宅内でもよく転ぶようになり、日時や年齢、場所などが言えなくなってきました。加えて右半分が見えにくい同名半盲があることが確認されました。

治療経過 》CT、MR（図1）で治療計画（図3）を作成して、サイバーナイフの治療は5日間5分割で実施されました。腫瘍体積は9.3ccでした。

治療後 》治療後はリハビリテーションを実施していました。5ヵ月後のMR（図2）では、腫瘍は縮小消退傾向をみせており、同名半盲や時間、場所などの失見当識もほぼ改善消退しました。

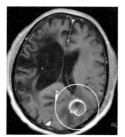
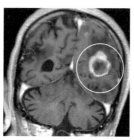
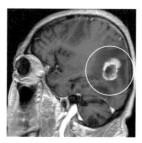

図1
治療前のMR。左後頭葉に転移性脳腫瘍と周辺の脳浮腫がみられる

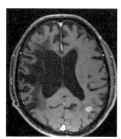
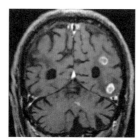
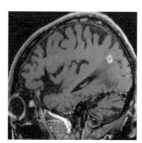

図2
治療5ヵ月後のMR。左後頭葉の転移性脳腫瘍と周辺の脳浮腫は縮小消退傾向をみせた

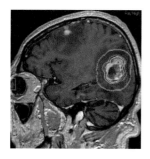

図3
MRの治療計画図。赤い線で囲まれた部分が左後頭葉の転移性脳腫瘍を示す

11　腎がんの右前頭葉転移 ……………………………………… 70代男性

症状 》頭痛

　8年前に大学病院で右腎がんと診断が確定され、化学療法が開始されました。その後は、開腹手術、化学療法が繰り返し実施されてきました。3年前には免疫治療が1年間実施されましたが、肺臓炎を併発し、その後は、多発転移について経過観察が行われてきました。

　今回、無症候でしたが、MRで大きな右前頭葉の転移性脳腫瘍が指摘されて、開頭手術が予定されました。患者さんと家人は開頭手術を受け入れられず、サイバーナイフ治療の相談に紹介状を持って来院されました。

治療経過 》手術に代えて、CT、MR（図1）で治療計画（図3）を作成して、治療は自宅よりの通院で、8日間8分割で実施されました。腫瘍体積は7.7ccでした。

治療後 》治療後は大学病院での化学療法とともに経過観察を実施しました。6ヵ月後の追MR（図2）では、腫瘍と周辺の脳浮腫はゆっくりと縮小消退傾向をみせていることが確認され、脳腫瘍による症状はみられませんでした。

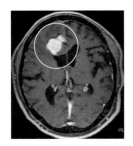
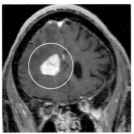
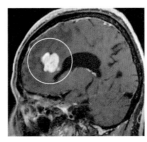

図1
治療前のMR。右前頭葉に大きな転移性脳腫瘍と脳浮腫がみられる

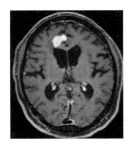
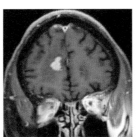
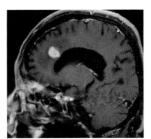

図2
治療6ヵ月後のMR。転移性脳腫瘍と脳浮腫はゆっくり縮小消退傾向をみせている

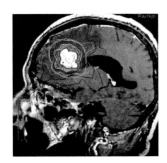

図3
MRの治療計画図。赤い線で囲まれた部分が右前頭葉の転移性脳腫瘍を示す

症例 ③ のう胞性の転移性脳腫瘍や脳室内の転移性脳腫瘍

1 卵巣がんの転移性脳腫瘍……………………………………………… 60代女性

症状 》 健忘、失見当識

　10年前に自宅近くの総合病院婦人科で卵巣がんの手術を受けました。治療2年後になり、日時を間違える、人を間違えるなど日常生活で物忘れが多くなりました。

　病院でMR（図1）を撮り、左大脳基底核部に大きな脳転移があることがわかりましたので、紹介されてサイバーナイフの治療のた

め来院されました。

治療経過 》 そこで治療計画（図3）を作成して、治療は5日間5分割で実施されました。腫瘍体積は23ccでした。

治療後 》 治療6ヵ月後のMR（図2）で、腫瘍は縮小消退をみせていることが確認されました。失見当識の症状も次第に改善消退をみせました。

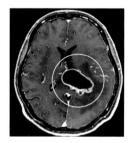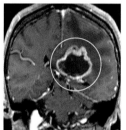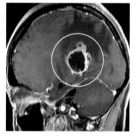

図1
治療前のMR。左大脳基底核部に大きな、のう胞性の転移性脳腫瘍がみられる

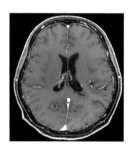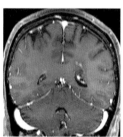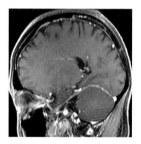

図2
治療6ヵ月後のMR。転移性脳腫瘍は縮小消退を示した

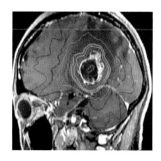

図3
MRの治療計画図。赤い線で囲まれた部分が転移性脳腫瘍を示す

2 乳がんの大きな転移性脳腫瘍 ……………………………… 60代女性

症状 》左半身麻痺、頭痛、嘔気

　10年前に発症したホルモン反応性左乳がんで治療後、経過観察をされていましたが、5年前、約2週間の期間で次第に左上下肢の動きが悪くなり、頭痛と嘔気が伴ったため、救急で総合病院を受診し入院となりました。

　MRで脳転移がみつかり、手術治療を勧められました。手術に代えて放射線治療を本人、家人が希望したため紹介されて来院されまし

た。MR（図1）で右大脳運動領に大きな転移性脳腫瘍がみられました。

治療経過 》治療計画（図3）を済ませて、5日間5分割で治療を実施しました。腫瘍体積は38.6ccでした。

治療後 》治療1年後のMR（図2）の経過観察では、腫瘍はほぼ消退退縮していることが確認されました。

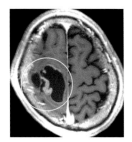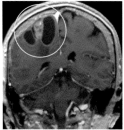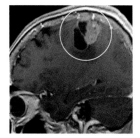

図1

治療前のMR。右前頭葉運動領にのう胞を形成する大きな転移性脳腫瘍がみられた

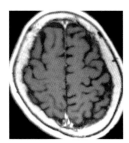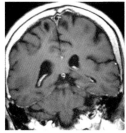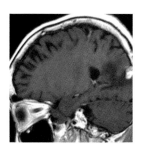

図2

治療1年後のMR。治療前にみられた転移性脳腫瘍はほぼ消退退縮を示した

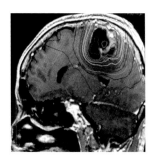

図3

MRの治療計画図。赤い線で囲まれた部分が転移性脳腫瘍を示す

症例❹ 転移性脳下垂体腫瘍

1 甲状腺濾胞がんの脳下垂体転移･･････････････････････････････ **40代男性**

症状 》頭痛、だるさ、疲れやすい

4年前に右頸部腫瘤を訴えて、大学病院で右甲状腺濾胞がんとその頭蓋底転移を指摘され、同大学で甲状腺濾胞がんの摘出手術が行われました。手術後、放射性ヨウ素アイソトープ治療のため甲状腺専門の病院へ紹介されました。頭痛が激しいこと、だるく疲れやすいことなどを訴えたため、予定の治療を優先するのではなく、大きな頭蓋底転移について手術あるいは放射線治療などが望ましいと考え、紹介されて来院されました。

治療経過 》CT、MR（図1）で治療計画を作成、PETCTで全身多発転移を検索し、脳下垂体転移については5日間5分割で治療を実施しました。腫瘍体積は6.3ccでした。治療期間中に、脳下垂体のホルモン検査も行い、転移により脳下垂体機能低下を来しており、副腎皮質ホルモンを内服補充することで、自覚していた、だるさ、倦怠感は一掃されました。

治療後 》治療後の経過観察で2年後のMR（図2）、PETCT（図3b）で、治療した腫瘍は、それぞれ縮小消失傾向をみせていることが確認されています。

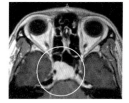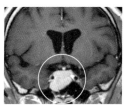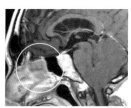

図1
治療前のMR。脳下垂体に大きな転移性腫瘍を認める

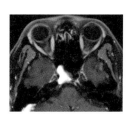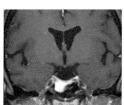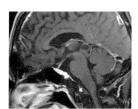

図2
治療2年後のMR。脳下垂体の転移性腫瘍は縮小消失を示している

(a) (b)
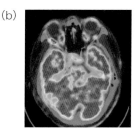

図3
治療前（a）と治療2年後（b）のPETCT。脳下垂体の転移性腫瘍は縮小消失をみせている

2 耳下腺がんの脳下垂体転移 …………………………………… 50代女性

症状 ≫ 頭痛、左眼瞼下垂、複視

　4年前の3月、がん専門病院の頭頸科で耳下腺がんの手術を受け、6月に副咽頭間隙部に腫瘍が再発し、これについては陽子線治療を受けました。その後の経過観察を希望して来院し、いくつかの小さなリンパ節転移の繰り返す再発について、当院で追加の定位放射線治療を加えてきました。今回は、治療の1ヵ月前より比較的急激に頭痛、左眼瞼下垂、複視が出現してきたので、至急の申込みで来院されました。

治療経過 ≫ 頭蓋底の転移を疑い、CT、MR（図1）、PETCT（図2a）を撮り、耳下腺がんの脳下垂体転移と診断し、治療計画（図3）を作成しました。治療は5日間5分割で実施され、腫瘍体積は2.7ccでした。

治療後 ≫ 眼瞼下垂は治療中にもすでに改善の兆しをみせはじめて、2ヵ月後には複視もほぼ消失しました。治療6ヵ月後のPETCT（図2b）でも、腫瘍の縮小消退が確認されました。

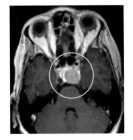
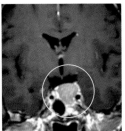
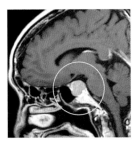

図1
治療前のMR。脳下垂体に転移性腫瘍がみられる

(a) 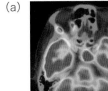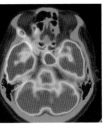 (b)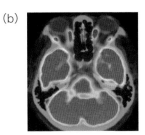

図2
治療前（a）と治療後（b）のPETCT。脳下垂体に悪性腫瘍の転移を示す取り込みがみられるが、治療6ヵ月後には消退が確認された

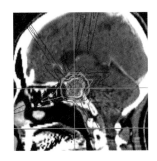

図3
CTの治療計画図。赤い線で囲まれた部位が腫瘍を示す

Column 2

放射線脳壊死とアバスチンの効果

放射線脳壊死症状の増加

転移性脳腫瘍に対して定位放射線治療を実施した後、数ヵ月後あるいは1〜2、3年経過後に、治療前のような症状が再び出てくることがあります。頭痛がする、視野が半分かける、物が見えにくくなる、手足が動きにくくなる、けいれん発作がおこる、記憶力が低下する、物忘れが多くなる、などの症状です。

これらの病態の診断には、現在までいろいろな検査が試みられてきましたが、やはり身近にある造影剤を用いたMR撮影が最も便利で有用と思われます。

すでに一度定位放射線治療を済ませた転移性脳腫瘍の部位とほぼ同じ部位に、淡く造影される病変を思わせる像がみられ、その周囲に拡がる強い脳浮腫が伴う特徴的な画像がみられます。この周辺に拡がる脳浮腫が、いろいろな症状を示す大きな原因となっていると思われます。

この"放射線脳壊死"と呼ばれる病態が指摘される頻度がやや多くなっていると実感しているのですが、これらについては、逆に転移性脳腫瘍の患者さんの治療後の生存期間が随分と長くなってきていることに起因すると指摘する意見が出されています。

確かに、この10〜20年の間にがん治療の進歩は各分野で目覚ましいものがあります。転移性脳腫瘍の治療後の平均的な余命が6〜8ヵ月といわれた一時代前とはやや趣が変化してきており、症候性放射線脳壊死の発症率の増加は、治療後の患者さんの生存期間の延長につながる現象と捉えることができるようです。先日もがん治療開始後9年、多発転移性脳腫瘍の治療後6年が経過して何ら変わらず元気に就業している患者さんに面談しています。

アバスチン投与の有効性

放射線脳壊死は、症状が軽いものであればステロイドの内服だけで経過をみることが可能な場合も少なくありません。放射線脳壊死巣の周囲に増加するVEGF（血管内皮細胞増殖因子）の過剰生産による新生血管からの血漿成分の漏出が症状を来す脳浮腫の原因と指摘されており、抗VEGF抗体であるベバシズマブ（アバスチン）の投与は、症状をみせる症候性放射線脳壊死に対する治療としては合理的と考えられました。

放射線脳壊死の患者さんに初めてこのアバスチンを投与してその有効性を指摘した報告は、2007年の米国MD Anderson Cancer CenterのGonzalezらによるものが最初になります。それ以降多くの報告で有効性が指摘されてきており、今後もますますこの病態の解明と治療法が開発されていくことが期待されています。

一方、治療後に放射線脳壊死のおこる最大の危険因子は、治療対象となる腫瘍の体積と照射した放射線の強さであると考えられています。これに対応する工夫の1つがサイバーナイフの"少数回分割定位放射線"という治療法であるといえます。今後もこの治療道具を用いて実施する少数回分割定位放射線治療の

実施方法にさらに工夫を加えつつ、放射線脳壊死の発生に留意していくことが肝要であると考えています。

そこで本稿では、放射線脳壊死についてアバスチンを投与した治療例（MR画像）を紹介します。

1 　肺腺がんの左前頭葉の転移性脳腫瘍 ……………………………… 60代男性

5年前より肺腺がんの治療が大学病院で開始されていた。その後、3年前にけいれん発作で搬入され、2cmを超える転移性脳腫瘍を指摘された。サイバーナイフの治療依頼に対し、腫瘍体積4ccの転移性脳腫瘍に3日間3

分割で治療を実施。治療1年6ヵ月後より治療部位に脳浮腫がみられ、経過観察となった。その後、頭痛を伴うようになったためアバスチンの投与を実施し、5ヵ月後のMRで、頭痛の消退と画像上の改善が確認された。

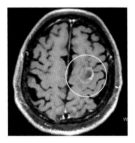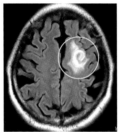

図1
治療前のMR。左前頭葉に腫瘍がみられ、周辺に脳浮腫の拡がりがみられる

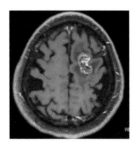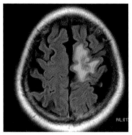

図2
治療1年6ヵ月後のMR。放射線脳壊死の淡い造影所見と脳浮腫の拡がりがみられる

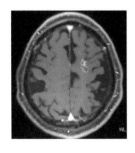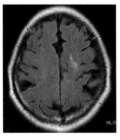

図3
アバスチン投与5ヵ月後のMR。造影所見と脳浮腫は縮小消退傾向をみせた

2 　乳がんの転移性脳腫瘍（大脳基底核）、右視野欠損 …………… 40代女性

3年前に大学病院で乳がんの手術治療を受け、経過観察となっていた。術後7ヵ月頃より物が見えにくいことを自覚し、1年後に転移性脳腫瘍を指摘された。治療のため来院、同名半盲を認めた。腫瘍体積5.1ccの転移性脳腫瘍（左大脳基底核）について、5日間5

回分割で治療を実施。7ヵ月後、脳浮腫の増悪と造影される腫瘍像を指摘されて再来。アバスチンの投与が行われた。

その3ヵ月後のMRで造影所見と脳浮腫の縮小消退が確認された。

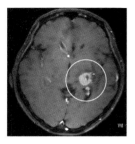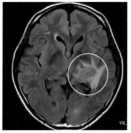

図1
治療前のMR。左大脳基底核に腫瘍がみられ、周辺に脳浮腫の拡がりがみられる

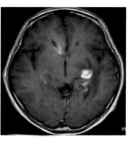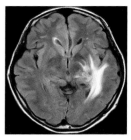

図2
治療7ヵ月後のMR。放射線脳壊死の淡い造影所見と脳浮腫の拡がりがみられる

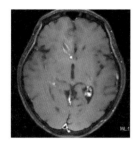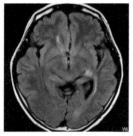

図3
アバスチン投与3ヵ月後のMR。造影所見と脳浮腫は縮小消退傾向をみせた

3　乳がんの右後頭葉の転移性脳腫瘍、左同名半盲 ……………… 60代女性

3年前より乳がんの診断で化学療法、手術が継続されていた。左同名半盲を自覚し、脳転移治療のため来院。サイバーナイフの定位放射線治療は6日間3分割で実施。腫瘍体積は10.4cc。治療11ヵ月後のMRで腫瘍は縮小消退をみせ、症状も改善をみせた。その後、

再度、視力の低下を自覚する訴えがあり、2ヵ月後に再来。MRで治療後1年4ヵ月を越えて生じた放射線治療後の壊死の所見がみられ、アバスチンの1回注射を実施した。この治療1.5ヵ月後にはMR所見と視力欠損などの自覚症状はともに消退改善をみせた。

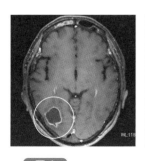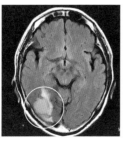

図1
治療前のMR。右後頭葉にのう胞性の転移性脳腫瘍と周辺の浮腫がみられる

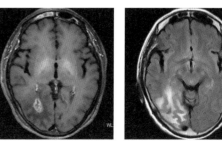

図2
治療1年4ヵ月後のMR。放射線脳壊死の淡い造影所見と脳浮腫の拡がりがみられる

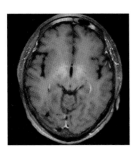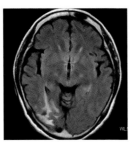

図3
アバスチン投与1.5ヵ月後のMR。造影所見と脳浮腫は縮小消退傾向をみせた

4　大腸がんの転移性脳腫瘍、てんかん発作 …………………………… 40代女性

　2年前に大腸がんの手術を受けて経過観察中であった。1年前のある夕刻、自宅で入浴後に休んでいたときに、約2分間硬直するけいれん発作が起きて意識を失い、救急車で搬入された。転移性脳腫瘍が指摘され定位放射線治療を実施することになった。

　左側頭葉底部の周辺の広い範囲に脳浮腫を伴う転移性脳腫瘍がてんかん発作の原因と想定され、3日間3分割で治療が実施された。腫瘍体積は2.3cc。経過観察7ヵ月後のMR

で放射線脳壊死を疑う淡い造影所見と脳浮腫のさらなる拡がりがみられ、その後それまで日常的に普通にできていた更衣や書字がうまくできなくなり、会話が数分間途切れることを相手に指摘されるようになった。そこで放射線脳壊死の治療として、アバスチンの1回注射を実施した。

　注射投与2ヵ月後には、MR所見と日常生活でみられた左側頭葉浮腫による症候はともに消退改善をみせた。

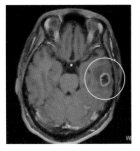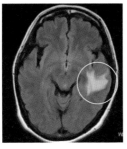

図1
治療前のMR。左側頭葉底部に広い範囲で周辺浮腫を伴う転移性脳腫瘍がみられる

図2
治療7ヵ月後のMR。放射線脳壊死の淡い造影所見と脳浮腫のさらなる拡がりがみられる

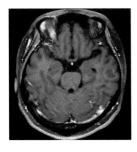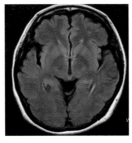

図3
アバスチン投与2ヵ月後のMR。造影所見と脳浮腫は縮小消退傾向をみせた

第2章 頭蓋骨・頭蓋底転移と頭蓋外より連続して進展するがん

頭蓋骨・頭蓋底転移の治療

頭蓋骨・頭蓋底への転移とサイバーナイフ治療

頭蓋底骨転移の5つの治療部位

第2章では、頭蓋骨の中に収められている脳に、血流に乗って直接運ばれてたどりついたがんが、脳内で増大して症状を出すようになった症候性の"脳転移"の治療例を、いろいろな角度から示します。

一方、全身のがんは脳を包んでいる頭蓋骨に骨転移を来すことも稀ではありません。

頭蓋骨はお椀のふたに例えられる円蓋部と、お椀そのものの頭蓋底部の2つに分けられます。円蓋部への転移が生命に深刻な影響を及ぼすことは少ないのですが、頭蓋底に転移がみられるようになると、頭蓋底のいくつかの孔を通り脳幹部より外に出ていく各脳神経が巻き込まれることになり、いろいろな症状や脳神経症候がみられるようになります。

この第2章では、1．頭蓋骨への転移、2．頭蓋底への転移、3．頭蓋外の隣接するがんが連続して頭蓋底に進展したがん（上咽頭がん、嗅神経芽細胞腫など）、4．頭蓋底に隣接するがん転移（ルビエールリンパ節転移など）の4つに分けてそれぞれの治療例を提示してみます。

特に2の頭蓋底への転移では、主にがん病変の存在する局所の疼痛とその部位の脳神経症候を呈することになりますが、1980年にニューヨーク・コーネル大学のGreenberg教授が、Sloan Kettering記念がんセンターでの頭蓋底骨転移例のX線、CT画像所見と患者さんの症状、脳神経症候より頭蓋底骨転移の部位を5つに分けて提示しました。

この有名な分類に沿って頭蓋底に転移したがんを、①眼窩部（orbital）、②傍トルコ鞍部（parasellar）、③中頭蓋窩ガッセル神経節部（Gasserian ganglion）、④頸静脈孔部（Jugular foramen）、⑤後頭顆部（occipital condyle）に分けて、それぞれの治療例を提示してみたいと思います。

また、今回の頭蓋底転移の治療例のなかで、特に外転神経麻痺を呈した例が少なからず経験されましたので、これらの治療例を提示しつつ、1905年にイタリアの解剖学者Dorello教授が、外転神経麻痺がどうして起きるのか、その解剖学的根拠がドレロ管と命名された頭蓋底にみられ外転神経が走行する骨孔構造にあることを指摘した件について、Column 3で紹介いたします。

PETCT検査の有用性

全身のがんに対するサイバーナイフの定位放射線治療には、治療を実施するための準備の検査としてPETCT検査がとても有用であることは、これまでも本シリーズの各冊で繰り返しふれてきました。定位放射線治療は限られた局所の病変だけを正確に標的にして治療を実行します。そのため、全身に散在する可能性のある多発するがん病変の局在を正確に確定するPETCTは欠かせません。しかし、

脳はそれ自身がブドウ糖をたくさん消費して活発な代謝活動をしているため、脳内にある代謝活動が活発ながんの転移病変をPETCTで確定することは不可能でした。

しかし今回、脳を包む頭蓋骨転移、頭蓋底転移、頭蓋底に隣接するがん病変の正確な診断確定には、PETCTは大変有用で便利な検査であることが、治療経験を重ねる度に改めて実感することになりました。

米国では"PETCT first"という考え方が定着するほどPETCTの有用性が、以前より高く評価されています。"PETCT first and PETCT last"であることを実感しているといっても過言ではありません。この第2章の頭蓋骨転移、頭蓋底転移、頭蓋外の隣接するがん病変への治療でもPETCTが大変有用であることを治療例の画像で示してみたいと思います。

■ 頭蓋底骨転移の5つの部位

Greenbergの分類	症状・兆候
①眼窩部	眼窩上の頭痛、複視、眼球突出
②傍トルコ鞍部	前頭部痛、複視
③中頭蓋窩ガッセル神経節部	顔面感覚障害、非定型的顔面痛、外転神経麻痺、顔面神経麻痺
④頸静脈孔部	後頭部痛、嗄声、嚥下障害
⑤後頭顆部	後頭部痛、構音障害

■ PETCT検査によるがん細胞の画像化

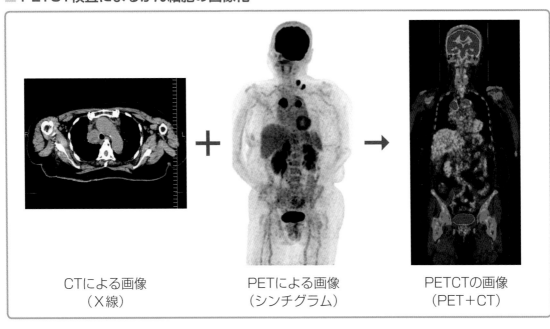

CTによる画像
（X線）

PETによる画像
（シンチグラム）

PETCTの画像
（PET＋CT）

症例 ① 頭蓋骨への転移

1 乳がんの頭蓋骨転移 ……………………………………………… 50代女性

症状 》頭痛

15年前に総合病院で右乳がんの診断T1N0M0stageⅠで手術治療を受け、病理検査で乳がんはホルモンとHER2の両方に反応するタイプと診断が確定し、5年間ホルモン治療が続けられました。その後も大学病院で定期的に追跡検査が続けられ、再発を指摘されることはありませんでした。

手術11年後に時々息苦しくなり大学病院を再度受診しました。入院し胸水を抜き、乳がんの胸膜播種、肝転移、胸椎転移の診断が確定し化学療法が開始されました。術後14年目、疼痛を伴う頭蓋骨転移についてサイバーナイフの治療を目的に大学病院より紹介されて来院されました。

治療経過 》治療にあたりPETCT（図1）を撮り、左頭頂部の頭蓋骨転移を確認しました。その後CT、MRで治療計画（図3）を作成し、3日間3分割で治療は実施されました。頭蓋骨転移の体積は8.6ccでした。

治療後 1年後に経過観察で来院し、PETCT（図2）とMR（図4）を撮ると、治療部位の頭蓋骨転移は疼痛とともに縮小消退していることが確認されました。

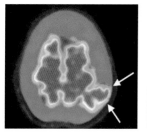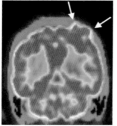

図1
治療前のPETCT。左頭頂部に乳がんの頭蓋骨転移がみられる

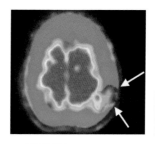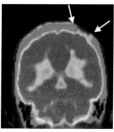

図2
治療1年後のPETCT。頭蓋骨転移は縮小消退していることが確認された

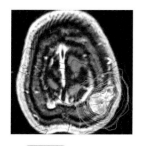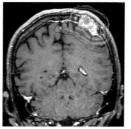

図3
MRの治療計画図。赤い線で囲まれた部位が乳がんの頭蓋骨転移を示す

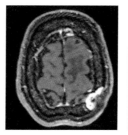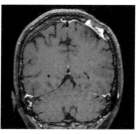

図4
治療1年後のMR。頭蓋骨転移は縮小消退していることが確認された

2　甲状腺濾胞がんの頭蓋骨転移 ······························ 40代男性

症状 》頭痛

　右頸部腫瘤を訴えて大学病院の頭頸科を受診し、右甲状腺濾胞がんとその頭蓋底転移を指摘され、同大学では甲状腺濾胞がんの摘出手術が行われました。手術後、転移病巣の治療について、放射性ヨウ素アイソトープ治療のため甲状腺専門病院へ紹介されました。

　同病院では、頭痛を激しく訴えるため予定の治療に代えて大きな頭蓋骨転移については放射線治療が望ましいと判断し、紹介されて来院されました。

治療経過 》PETCT（図1）、MRで病変を確認し、大きな転移性頭蓋骨腫瘍について治療計画（図3）を作成し、7日間7分割で治療を実施しました。腫瘍体積は71.5ccでした。

治療後 》腫瘍治療10ヵ月後のPETCT（図2）、MR（図4）で、治療した腫瘍は縮小退縮をみせていることが確認されました。

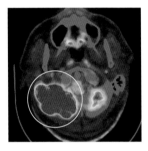

図1
治療前のPETCT。右小脳硬膜外に大きな転移性頭蓋骨腫瘍を認める

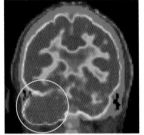

図2
治療10ヵ月後のPETCT。転移性頭蓋骨腫瘍は著しく縮小退縮を示している

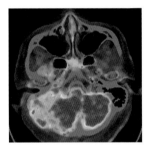

図3
治療前のMRによる治療計画図。赤い線で囲まれた部分が右小脳硬膜外の大きな転移性頭蓋骨腫瘍を示す

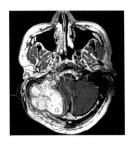

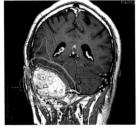

図4
治療10ヵ月後のMR。転移性頭蓋骨腫瘍は著しく縮小退縮を示している

3 　子宮体がんの術後頭蓋骨転移 ……………………………… 60代女性

［症状］》頭痛

　子宮体がんの術後7年目の夏、右の頭皮にこぶが触れることに気づき、近くの大学病院の婦人科より紹介されて来院されました。右頭蓋骨円蓋部の頭皮下に腫瘤が触れるのを確認しました。

［治療経過］》PETCT（図1）で全身転移の状況も確認、頭蓋骨転移をCT、MRで確認、頭蓋骨円蓋部転移について、サイバーナイフの治療計画（図3）を作成して、5日間5分割で治療を実施しました。腫瘍体積は28.7ccでした。

［治療後］》治療後約2ヵ月を経て、頭皮の膨らみも触れなくなり改善してきました。そして、治療5ヵ月後のPETCT（図2）、MR（図4）により、腫瘍が縮小消退したことを確認できました。

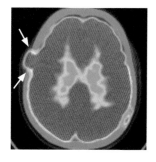

図1
治療前PETCT。頭蓋骨円蓋部に骨転移がみられる

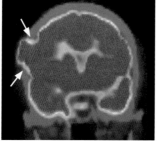

図2
治療5ヵ月後のPETCT。頭蓋骨円蓋部転移腫瘍は縮小消退を示した

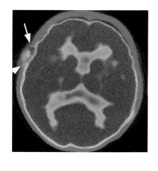

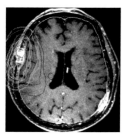

図3
MRの治療計画図。赤い線で囲まれた部分が頭蓋骨円蓋部転移を示す

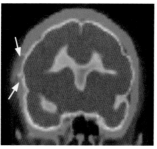

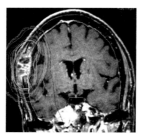

図4
治療5ヵ月後のMR。頭蓋骨円蓋部転移は縮小消退をみせた

症例❷ 頭蓋底への転移 ⑴眼窩部への転移

1 肺腺がんの眼窩部転移 ·· 70代男性

症状》疼痛

　3年前より、肺腺がんの診断で地元の大学病院で化学療法が定期的に繰り返し実施されてきました。1年経過後には、胸椎転移について放射線治療が実施され、また脳転移についてガンマナイフの治療が追加されました。疼痛の制御、治療を求めて紹介されて来院されました。

治療経過》PETCT（図1）で疼痛部位の

右眼窩部の後方外側下部の転移病変を確定し、治療計画（図2）を作成し、5日間5分割で定位放射線治療を実施しました。腫瘍体積は17.8ccでした。

治療後》治療2ヵ月後には、疼痛は次第に消退し、疼痛制御のための内服は不要になりました。6ヵ月後のPETCT（図3）、MR（図4）で転移性腫瘍は縮小消退していることが確認されました。

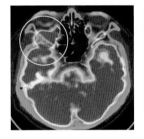
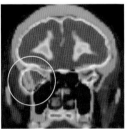

図1
治療前のPETCT。右眼窩下部後方に転移性腫瘍がみられる

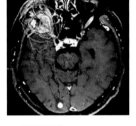
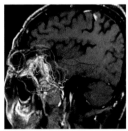
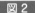

図2
治療前のMRによる治療計画図。赤い線で囲まれた部分が転移性腫瘍を示す

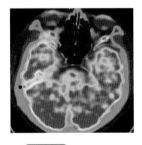
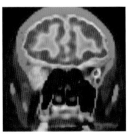

図3
治療6ヵ月後のPETCT。右眼窩下部後方の腫瘍は縮小消退をみせた

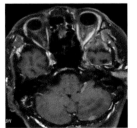
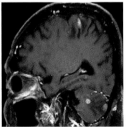

図4
治療6ヵ月後のMR。右眼窩下部後方の腫瘍は縮小消退をみせた

2 腺様嚢胞がんの眼窩部転移 ‥‥‥‥‥‥‥‥‥‥‥‥‥‥‥‥ 40代女性

症状 》眼球突出、複視

　14年前に大学病院で手術治療を受けて放射線治療が追加され、腺様嚢胞がんと組織診断されました。昨年より副鼻腔内、眼窩内に再発し、右眼球突出、複視がみられるようになりました。同病院では手術が大変困難で難しいとの説明で診療情報を持って来院されました。

治療経過 》MR（図1）、CTで腫瘍を確認し、治療計画（図3）を作成して、治療は8日間8分割の定位放射線治療が実施されました。腫瘍体積は9ccでした。

治療後 》治療1年後、大学病院でのMR（図2）で、眼窩内腫瘍は縮小消退をみせていました。眼球突出、複視も改善をみせていました。

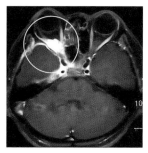 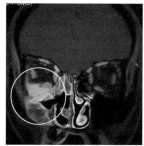 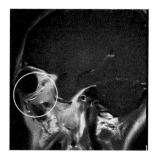

図1
治療前のMR。右眼窩部後方下部に腫瘍がみられる

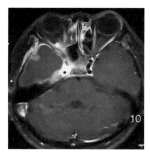 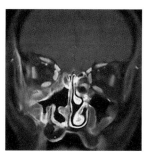 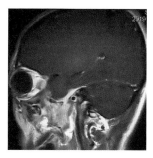

図2
治療1年後のMR。右眼窩部後方下部の腫瘍は縮小消退をみせた

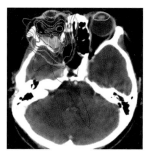 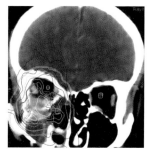 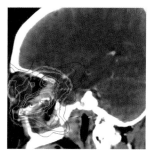

図3
CTの治療計画図。赤い線で囲まれた部分が眼窩部の腫瘍を示す

3 肺扁平上皮がんの頭蓋底転移（眼窩内への浸潤）……………… 70代女性

症状 》頭痛

　しばらく前より左瞼が次第に落ちてきて、開眼がしにくくなってきたこと、頭痛がすることを訴えて大学病院の脳神経外科を受診しました。脳神経外科と眼科で診察が行われて、MR（図1）で、左前頭部の眼窩上に腫瘍の主体があり、眼窩と副鼻腔に浸潤を示していることが確認されました。治療法を検討の後、紹介されてサイバーナイフの治療のため来院されました。

治療経過 》MR（図1）で腫瘍を確認し、治療計画（図3）を作成し、治療は入院で6日間6分割で実施されました。腫瘍体積は25.8ccでした。

治療後 》治療後は原発の肺扁平上皮がんの治療のため大学病院へ戻りました。治療9ヵ月後、追跡MR（図2）で腫瘍は消退したことが確認されました。左眼瞼下垂は改善していることも確認されました。

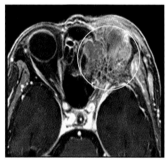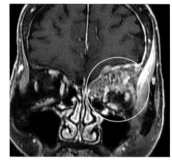

図1

治療前のMR。左前頭部の腫瘍が眼窩、副鼻腔へ浸潤をみせている

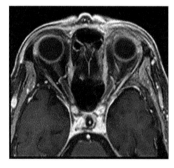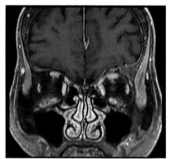

図2

治療9ヵ月後のMR。腫瘍は消退したことが確認された

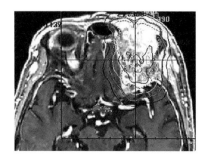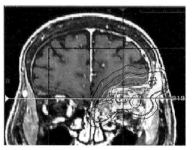

図3

MRの治療計画図。赤い線で囲まれた部分が転移性腫瘍を示す

症例❷ 頭蓋底への転移　　　　　　　　　　　　　　⑵傍鞍部への転移

1　甲状腺乳頭がんの傍鞍部転移 ……………………………………… 80代女性

症状 》特になし

　6年前に甲状腺専門病院で、甲状腺乳頭がんの診断で甲状腺右葉切除、頸部廓清術が行われました。全く無症候の状態で不自由なく生活していましたが、大きな頸部リンパ節転移、縦隔リンパ節転移、頭蓋底転移について定位放射線治療の相談に紹介されて来院されました。

治療経過 》多発転移が存在するため、PETCT（図1）で全体の病変を把握して、傍鞍部の頭蓋底転移について治療計画（図3）を作成し、治療は10日間10分割で実施されました。腫瘍体積24ccでした。神経症状は何も見られませんでした。

治療後 》治療2ヵ月後の追跡MR（図2）では、腫瘍は著明に縮小傾向を示しました。

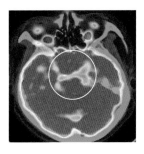
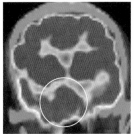

図1
治療前のPETCT。トルコ鞍を囲む大きな転移性腫瘍が頭蓋底にみられる

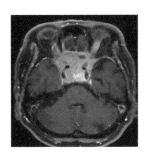
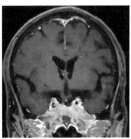
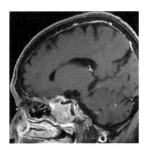

図2
治療2ヵ月後のMR。トルコ鞍を囲む大きな転移性腫瘍は著明な縮小傾向をみせている

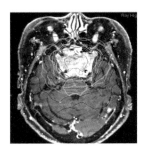
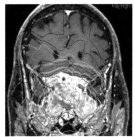
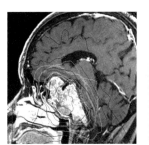

図3
MRの治療計画図。赤い線で囲まれた部分がトルコ鞍を囲む大きな転移性腫瘍を示す

2 トルコ鞍部の神経内分泌腫瘍 ‥‥‥‥‥‥‥‥‥‥‥‥‥‥‥‥‥‥‥‥‥ 40代女性

症状 》眼痛、頭痛

　数ヵ月前より、細かい作業をしていると眼痛を覚えるようになりました。さらに頭痛を自覚するようになり、脳神経外科を受診し、MRで頭蓋底のトルコ鞍部から左海綿静脈洞部におよぶ腫瘍がみられることが判明しました。治療のため紹介され来院されました。

治療経過 》脳神経外科でPETCT（図1）を含めた画像の評価後、経鼻的手術で腫瘍摘出と病理組織診断が実施されました。診断は神経内分泌がんでした。脳下垂体ホルモン検査に異常はみられませんでした。その後CT（図4）、MR（図2）で治療計画を作成して、残存腫瘍について定位放射線治療が8日間8分割実施されました。腫瘍体積6.2ccでした。

治療後 》治療2ヵ月後のMR（図3）では腫瘍は縮小傾向をみせています。今後、脳神経外科と追跡の予定です。

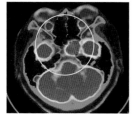

図1
治療前のPETCT。頭蓋底トルコ鞍左側に悪性腫瘍がみられる

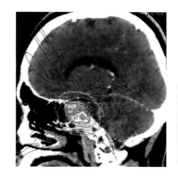

図4
CTの治療計画図。赤い線で囲まれた部分が腫瘍を示す

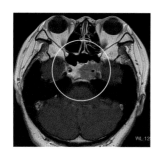
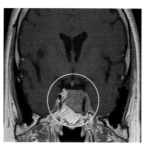
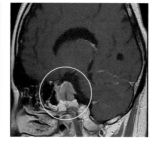

図2
治療前のMR。トルコ鞍より左海綿静脈洞部に拡がる腫瘍がみられる

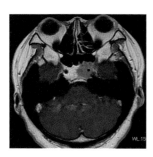
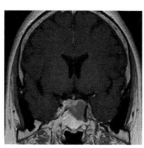
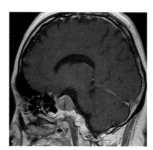

図3
治療2ヵ月後のMR。トルコ鞍近傍の腫瘍は縮小傾向をみせている

3 蝶形骨洞よりトルコ鞍部のがん肉腫 ………………………… 70代女性

症状 》頭痛、右眼瞼下垂、複視

　3ヵ月前頃より、右視野のまぶしさや頭痛を自覚していました。総合病院でトルコ鞍部の腫瘍を指摘されて大学病院を紹介されました。次第に右眼瞼下垂、複視が明らかとなり、大学病院では局所麻酔で蝶形骨洞内腫瘍の生検が行われ、引き続き経鼻的手術で腫瘍摘出が行われました。組織はがん肉腫と診断が判明しました。定位放射線治療の目的で紹介さ

れて来院されました。

治療経過 》脳下垂体ホルモンに異常はなく、PETCT（図1）で全身を評価し、MR（図2）で治療計画（図4）を作成し、治療は12回分割で実施されました。腫瘍体積は12.3ccでした。

治療後 》治療3ヵ月後のMR（図3）で、腫瘍は縮小傾向をみせていることが確認されました。

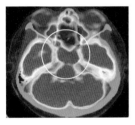
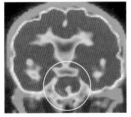

図1

治療前のPETCT。傍鞍部の下方よりトルコ鞍を充満する腫瘍がみられる

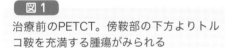

図4

MRの治療計画図。赤い線で囲まれた部分が腫瘍を示す

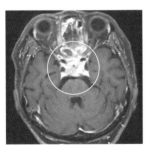
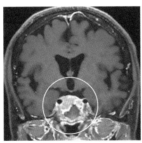
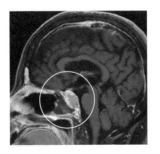

図2

治療前のMR。トルコ鞍内より右海綿静脈洞に拡がる腫瘍がみられる

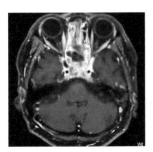
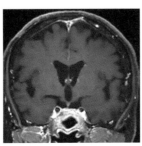
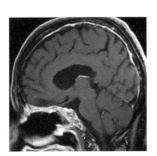

図3

治療3ヵ月後のMR。トルコ鞍近傍の腫瘍は縮小傾向を示した

症例 ❷ 　頭蓋底への転移　⑶中頭蓋窩、三叉神経ガッセル神経節の近傍

1　乳がんの海綿静脈洞部転移 ……………………………………… 40代女性

症状》右顔面知覚低下、しびれ

　10年前に乳腺外科で右乳がんの診断で、化学療法後に手術を受けました。手術7年後の春に、大学病院より紹介状を持ってサイバーナイフの治療のために来院されました。

治療経過》大きな左鎖骨上リンパ節転移や傍胸骨リンパ節転移を確認して、それぞれの治療を実施しました。これらの治療中、前年暮頃より右顔面の知覚低下、知覚障害を自覚するとの訴えがあり、MR（図1）を撮影し、

右頭蓋底の海綿静脈洞部に転移がみられることが判明しました。これが顔面知覚低下、知覚障害の原因と考えられ、治療計画（図3）を作成し、治療を3日間3分割で実施しました。腫瘍体積は2.2ccでした。

治療後》治療後、顔面の知覚障害は次第に改善、回復をみせ、9ヵ月後のMR（図2）では、頭蓋底の右海綿静脈洞部の転移性腫瘍は縮小消退していることが確認されました。

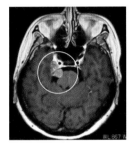
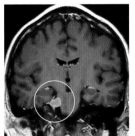
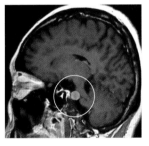

図1
治療前のMR。右頭蓋底の海綿静脈洞部に転移がみられる

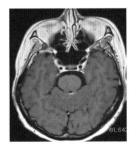
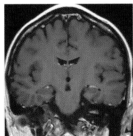
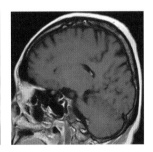

図2
治療9ヵ月後のMR。右頭蓋底の海綿静脈洞部の転移は縮小消退をみせた

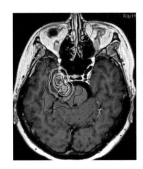

図3
MRの治療計画図。赤い線で囲まれた部分が海綿静脈洞部の転移性腫瘍を示す

2　腺様嚢胞がんの三叉神経ガッセル神経節部への進展…………… 50代男性

症状 》顔面知覚障害、顔面痛

　半年以上前から左頬部の違和感、しびれ、疼痛を自覚し、さらに物が二重に見える複視の症状も加わり、総合病院の神経内科を受診しました。MRで左三叉神経ガッセル神経節部を中心に頭蓋内外へ広範に進展する腫瘍がみられ、耳鼻咽喉科で上咽頭より生検が実施され、腺様嚢胞がんの頭蓋底浸潤と診断されました。治療を希望し紹介されて来院されま

した。

治療経過 》CT、MR（図1）で頭蓋底の広範に拡がる腫瘍について、治療計画（図3）を作成し、治療は15回分割で実施されました。腫瘍体積は16.2ccでした。

治療後 》治療後に顔面痛、しびれは次第に軽快し、7ヵ月後のMR（図2）では腫瘍が縮小消退をみせました。

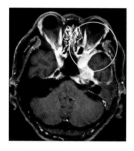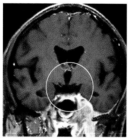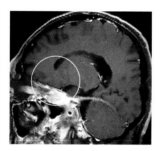

図1

治療前のMR。左海綿静脈洞部より周辺に拡がる転移性腫瘍がみられる

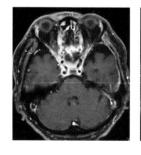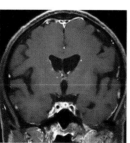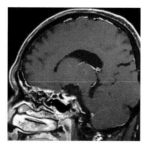

図2

治療7ヵ月後のMR。左海綿静脈洞部より周辺に拡がる転移性腫瘍は縮小消退をみせた

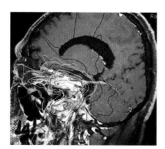

図3

MRの治療計画図。赤い線で囲まれた部分が転移性腫瘍を示す

3 胸腺カルチノイドの頭蓋底転移………………………………… 70代女性

症状 》難聴、眩暈、顔面痛

　15年前に胸腺カルチノイドの診断で胸部の手術が実施されました。10年前に縦隔転移などが指摘されましたが未治療を選択しました。6年前に多発骨転移、胸椎転移による歩行障害が出現し、胸椎後方固定手術が行われました。

　この頃、ふらつき、難聴、眩暈、顔面痛などを訴えましたが、保存的内服治療が行われました。5年前に知人に勧められて来院され

ました。

治療経過 》PETCT（図1）、MRで右中頭蓋窩三叉神経ガッセル神経節より錐体骨に沿って聴神経も含む後頭蓋窩へ拡がる腫瘍を確認しました。MRの治療計画（図3）を作成して、治療は8回分割で実施されました。腫瘍体積は7.5ccでした。

治療後 》治療の9ヵ月後のMR（図2）、CTで腫瘍は縮小傾向を示し、ふらつき、眩暈、顔面痛の症候は軽快をみせていました。

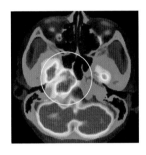
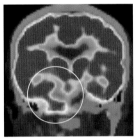

治療前のPETCT。右三叉神経ガッセル神経節より錐体骨に沿って後頭蓋窩に拡がる腫瘍がみられる

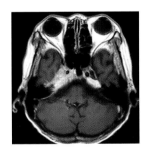
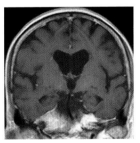

図2

治療9ヵ月後のMR。腫瘍は縮小をみせていた

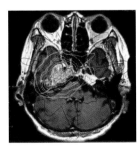
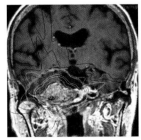
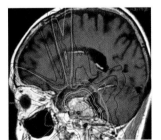

図3

MRの治療計画図。赤い線で囲まれた部分が転移性腫瘍を示す

症例 ❷ 頭蓋底への転移　　　　　　　　　　⑷頸静脈孔部への転移

1　腎がんの頭蓋底頸静脈孔部の転移性腫瘍 ……………………… 60代女性

症状 》聴力低下、嗄声、嚥下障害

　1月より左の後頸部痛を強く自覚し、4月になり声がかすれ、耳鼻科を受診しました。5月には飲み込みがうまくできなくなり、再度耳鼻科を受診しました。左聴力低下も自覚するようになり、8月に近くの大学病院の耳鼻科を受診しました。

　画像にて左後頭蓋窩の大きな硬膜外腫瘍がみられ、脳神経外科へ移り手術が予定されました。しかし、本人と家人がセカンドオピニオンを希望し、当院へ来院されました。

治療経過 》MRで左後頭蓋窩頭蓋骨、錐体斜台部に大きな腫瘍が存在し、PETCT（図1）で右腎がんを原発とする転移性腫瘍であることが判明しました。治療計画（図3）を作成し、入院で8回分割の定位放射線治療が実施されました。腫瘍体積は35.1ccでした。

治療後 》治療後6ヵ月後のMR（図2）とPETCT（図4）で腫瘍はほとんど消退していることが確認されました。嗄声、嚥下障害など下位脳神経麻痺症候は次第に改善傾向をみせました。

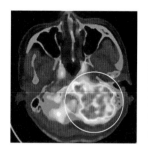

図1
治療前のPETCT。左頭蓋底、錐体斜台部下方に転移性腫瘍がみられる

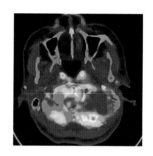

図4
治療後6ヵ月後のPETCT。転移性腫瘍は縮小消退をみせた

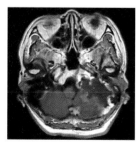
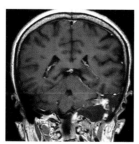
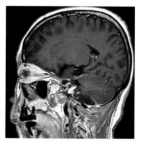

図2
治療6ヵ月後のMR。腫瘍は縮小消退を示した

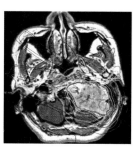
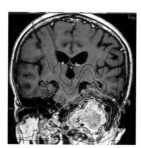
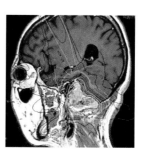

図3
MRの治療計画図。赤い線で囲まれた部分が転移性腫瘍を示す

2　肺腺がんの頭蓋底転移 ………………………………………… 60代男性

症状 》嗄声、嚥下障害

　1年前よりがん専門病院呼吸器内科で、肺腺がんの診断により化学療法を継続してきました。2ヵ月前頃より声がかすれてきた、飲み込むときにむせる、飲み込めないなどの症状が出現し、時間とともに少しずつ悪化し、遂には胃瘻を作成して栄養をとる事態に陥りました。

　頭頸部外科でMR検査が行われ、頭蓋底の転移性腫瘍による下位脳神経障害による症状と診断されました。治療のため紹介されて来院されました。

治療経過 》CT、MR（図1）を済ませて、短期入院で3日間3回分割のサイバーナイフ治療が実施されました。

治療後 》治療後は再びがん専門病院へ戻り、継続治療が行われましたが、治療後2ヵ月を過ぎて症状は急速に改善消失し、胃瘻を使わずに経口で普通に食事ができるようになり、発声も以前の通りに改善しました。7ヵ月後のMR（図2）では、治療した頭蓋底の転移性腫瘍は縮小消退したことが確認されました。

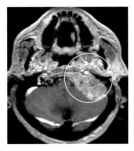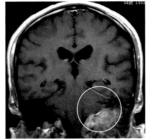

図1
治療前のMR。左錐体骨に転移性腫瘍がみられる

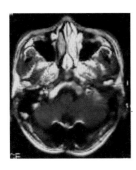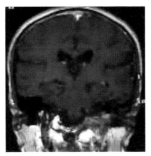

図2
治療7ヵ月後のMR。転移性腫瘍は縮小消退を示している

症例❷ 頭蓋底への転移　　　　　　　　　　　　⑸後頭顆部への転移

1 右腎がんの頭蓋底斜台転移 ……………………………………… 60代男性

症状》 舌下神経麻痺

　総合病院で右腎がんの診断で腎摘出手術が行われ、その後大学病院で化学療法が実施されてきました。腎がんの骨転移について同大学より局所の骨転移について定位放射線治療が依頼され、治療を始めて1年が経過するとき、本人、家人が、滑舌が悪く呂律が回らないことを訴えて来院されました。

治療経過》 舌が左に偏移する左舌下神経麻

痺があり、MR（図1）にて斜台の下部に骨転移がみられました。疼痛の訴えはありませんでした。治療計画（図3）を作成して、治療は5日間5分割で実施されました。腫瘍体積は13.5ccでした。

治療後》 治療後、次第に舌下神経麻痺は改善をみせました。1年後の追跡MR（図2）では、斜台の転移性腫瘍の増大はみられないことが確認されました。

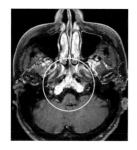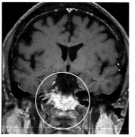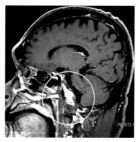

図1
治療前のMR。頭蓋底斜台の下部に転移性腫瘍がみられる

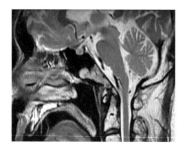

図2
治療1年後のMR。頭蓋底斜台の下部の転移性腫瘍は縮小傾向をみせ、増大はみられない

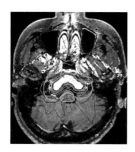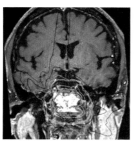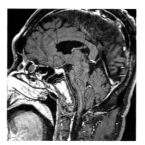

図3
MRの治療計画図。赤い線で囲まれた部分が腎がんの斜台への転移を示す

2 左腎がんの頭蓋底斜台転移 ……………………………………… 80代男性

症状》**激しい頭痛、舌下神経麻痺**

年明け早々、頭痛がする、滑舌が悪い、呂律が回らない、舌がうまく動かないとの訴えで診療所を受診しました。1月末に同様の訴えで耳鼻科、脳神経外科を受診しましたが、診療所のMRで異常は指摘されませんでした。1ヵ月後、嚥下困難、構音障害の下位脳神経障害は増悪し、左舌下神経麻痺が明らかとなり、家人に伴われて救急外来に来院されました。

治療経過》脳神経外科にて神経症状を説明する頭蓋底骨転移腫瘍がCT、MRで指摘されました。PETCT（図1）では同様に、斜台左下部より拡がる悪性腫瘍の転移と原発がんの左腎がんが確認されました。治療に向けてCT、MR（図2）の治療計画画像を取得するために、激しい頭痛、疼痛の制御に薬剤投与が必要となりました。

治療計画（図3）を作成して腫瘍体積30ccの骨転移腫瘍に10日間10回分割の治療が開始されましたが、5回まで済んだところで、神経症候の増悪、全身状態の悪化にて治療の遂行は不可能となり、治療は断念することになりました。

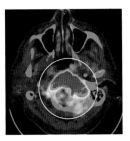
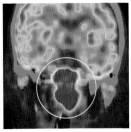
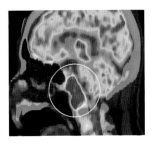

図1

治療前のPETCT。頭蓋底斜台の下部に拡がる転移性腫瘍がみられる。また腎がんが原発であることが示唆されている

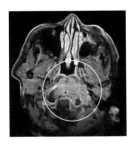
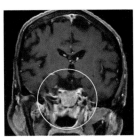
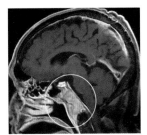

図2

治療前のMR。頭蓋底斜台の下部に拡がる転移性腫瘍がみられる

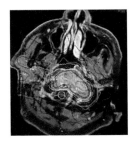
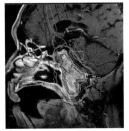

図3

MRの治療計画図。赤い線で囲まれた部分が転移性腫瘍を示す

症例 ③ 頭蓋外の隣接するがんが連続して頭蓋底に進展したがん

1 蝶形骨洞がんのトルコ鞍上部進展 ……………………………… 70代男性

症状 》 視力障害

　4年前の春、右眼だけ物が緑色に見えると訴えて総合病院を受診しました。CTで副鼻腔病変から視神経炎が起きていることを疑われ、耳鼻咽喉科にて緊急で副鼻腔の手術が実施されました。その際に悪性腫瘍が疑われて大学病院へ紹介されました。右視力は低下し、蝶形骨洞がんのトルコ鞍上部進展と診断され、手術治療は困難で放射線化学療法が検討されました。その後、診療情報を持って来院されました。

治療経過 》 右眼は失明状態で、まず脳神経外科にて経蝶形骨洞手術で腫瘍摘出が実施されました。右眼の失明は改善し、3ヵ月後に残存腫瘍についてサイバーナイフの治療計画（図2）を作成して、治療は10回分割で実施されました。腫瘍体積は15ccでした。

治療後 》 この治療3ヵ月後のPETCT（図1b）で腫瘍は縮小消退したことが確認されました。その後は下垂体機能をホルモン補充治療で維持しつつ、経過観察が継続されています。

(a) 治療前　　(b) 治療3ヵ月後

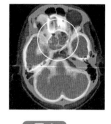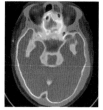

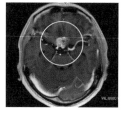

図2
MRの治療計画図。赤い線で囲まれた部分が、蝶形骨洞がんがトルコ鞍上部進展をみせた腫瘍を示す

図1
治療前と治療3ヵ月後のPETCT。トルコ鞍とその近傍に拡がる腫瘍がみられる

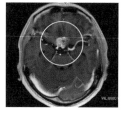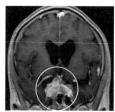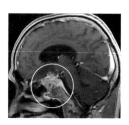

図3
治療前のMR。蝶形骨洞、頭蓋底下垂体部に進展した腫瘍がみられる

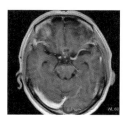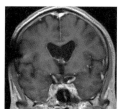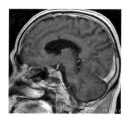

図4
治療6ヵ月後のMR。蝶形骨洞、頭蓋底下垂体部に進展した腫瘍は縮小消退をみせた

2 上咽頭がんの頭蓋底斜台部進展 ……………………………………… 60代男性

症状 》呂律が回らない

　5ヵ月前から後頸部痛、しゃべりにくい、呂律が回らないことを自覚し、近医を受診して大学病院の耳鼻咽喉科を紹介されました。診察で両側の舌下神経麻痺を認め、MRで斜台部に腫瘍がみられました。脳神経外科では、腫瘍はがんの転移、悪性腫瘍で手術治療は困難であるとされ、紹介されて来院されました。

治療経過 》当院の脳神経外科と耳鼻科の診断は、上咽頭がん、扁平上皮がんの頭蓋底斜台部進展で、両側舌下神経の麻痺と嚥下障害

を認め、サイバーナイフの治療を勧められました。PETCT（図1）、CT、MRを撮り、治療計画（図3）を作成して、斜台部腫瘍に対して10日間10分割でサイバーナイフの治療が行われました。腫瘍体積は61ccでした。

治療後 》治療1～2ヵ月で、舌の麻痺は次第に改善し、呂律困難、嚥下障害もすみやかに改善されました。治療3ヵ月後のPETCT（図2）で腫瘍の縮小消退が確認されました。厳重な経過観察が予定されました。

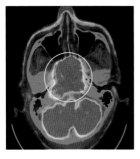
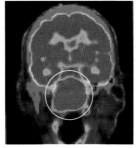

図1
治療前PETCT。上咽頭から頭蓋底に拡がる悪性腫瘍がみられる

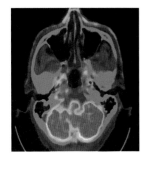
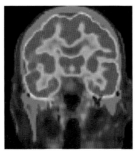

図2
治療3ヵ月後のPETCT。治療部位の腫瘍はほぼ縮小消退を示した

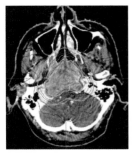
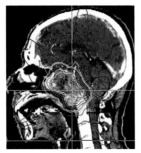
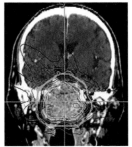

図3
CTの治療計画図。赤い線で囲まれた部位が頭蓋底斜台部腫瘍を示す

3　嗅神経芽細胞腫の頭蓋底進展 ‥‥‥‥‥‥‥‥‥‥‥‥‥‥‥‥ 60代男性

症状 》 鼻閉感

　4年前より鼻閉、後鼻漏がみられ耳鼻咽喉科に通院していましたが、2年前に大学病院を受診しました。大学病院では鼻腔内を充満する腫瘍の生検が行われ、嗅神経芽細胞腫の診断がなされました。

　CT、MRで腫瘍は篩骨洞、頭蓋底、鼻腔を充満しており、重粒子線での治療を勧められました。また、がん専門病院も受診し手術治療とのことでしたが、どちらも本人は受け入れることができず、その後1年間は通院をやめていました。3年前の暮れに鼻出血にて

総合病院を受診し、腫瘍が増大していることを告げられ、年明けにサイバーナイフの治療の相談に来院されました。

治療経過 》 PETCT（図1）で評価し、治療計画（図4）を作成し、治療を10日間10回分割で実施しました。腫瘍体積は62ccでした。

治療後 》 治療7ヵ月後に、耳鼻咽喉科で経鼻的に残存腫瘍の摘出術が追加されました。治療2年後のMR（図3）と2年2ヵ月後のPETCT（図2）で腫瘍は縮小消退をみせていることが確認されました。

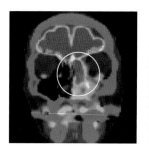

図1
治療前のPETCT。頭蓋底、篩骨洞から鼻腔に拡がる嗅神経芽細胞腫がみられる

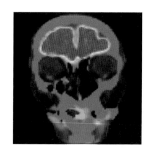

図2
治療2年2ヵ月後のPETCT。嗅神経芽細胞腫は縮小消退をみせた

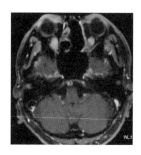
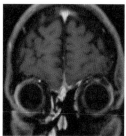

図3
治療2年後のMR。嗅神経芽細胞腫は縮小消退をみせた

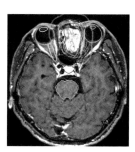
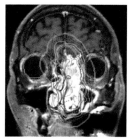
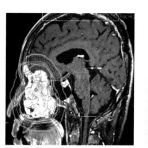

図4
MRの治療計画図。赤い線で囲まれた部分が嗅神経芽細胞腫を示す

4 上咽頭がんの頭蓋底斜台部進展……………………………………… 50代男性

症状 》嚥下障害、構音障害（左舌咽、迷走、舌下神経麻痺）、両側外転神経麻痺

3年前の春、物が二重に見えること、話しにくく言葉が出にくいこと、飲食物が飲み込みにくいことなどの症状が現れ、短期間に増悪してきました。大学病院の耳鼻科でMRや生検を実施したところ、斜台に拡がる腫瘍がみられ、多発する脳神経麻痺症状もあり脳神経外科の受診を勧められました。脳神経外科で生検の結果が上咽頭がん（扁平上皮がん）であることも踏まえて、サイバーナイフの治療を勧められて来院されました。

治療経過 》PETCT（図1）では上咽頭がんが広く斜台、頭蓋底へ進展をみせていることが判明しました。MR（図3）で治療計画（図5）を作成して、治療は10日間10回分割で実施されました。腫瘍体積46.9ccでした。

治療後 》治療後は慎重に経過観察がなされ、症候は少しずつ改善を示しました。1年後のMR（図4）や2年6ヵ月後のPETCT（図2）では、斜台へ広く進展していた腫瘍は縮小消退をみせました。

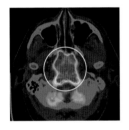

図1
治療前のPETCT。斜台、頭蓋底へ広く進展した上咽頭がんが確認された

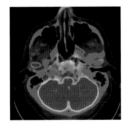

図2
治療2年6ヵ月後のPETCT。斜台、頭蓋底へ広く進展していた腫瘍は縮小消退をみせた

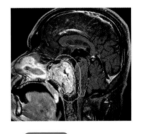

図5
治療前MRの治療計画図。赤い線で囲まれた部分が上咽頭がんの頭蓋底や斜台へ進展した腫瘍を示す

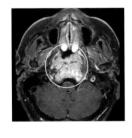
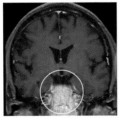
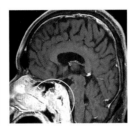

図3
治療前のMR。斜台、頭蓋底に広く進展した上咽頭がんがみられる

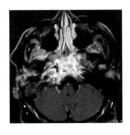
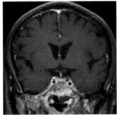
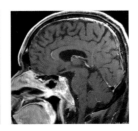

図4
治療1年後のMR。斜台、頭蓋底に進展した腫瘍は縮小消退をみせた

症例 ④ 頭蓋底に隣接するがん転移

1 甲状腺乳頭がんの右ルビエールリンパ節転移⋯⋯⋯⋯⋯⋯⋯⋯ 70代女性

症状 》特になし

　15年前に甲状腺乳頭がんの診断により、甲状腺全摘手術と頸部リンパ節転移の廓清手術が実施されました。その5年後、経過観察で頭蓋底に近接する第一頸椎の位置で右内頸動脈に癒着する右ルビエールリンパ節転移がみつかり、摘出手術が実施されました。手術の3年後に同リンパ節が再度増大を示してきたため、今度はサイバーナイフの治療を勧め

られて来院されました。

治療経過 》PETCT（図1）で確認し、治療計画（図3）を作成して、治療は5日間5分割で実施されました。腫瘍体積は6.5ccでした。

治療後 》この治療後も経過観察が続けられ、4年後のPETCT（図2）で腫瘍は縮小消退していることが確認されました。

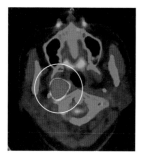
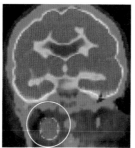

図1
治療前のPETCT。右ルビエールリンパ節に転移性腫瘍がみられる

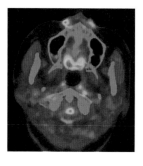
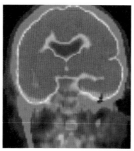

図2
治療4年後のPETCT。右ルビエールリンパ節転移は縮小消退していることが確認された

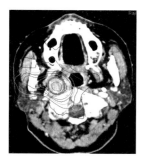
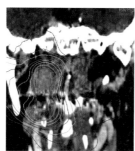
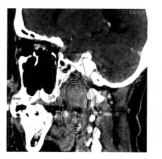

図3
CTの治療計画図。赤い線で囲まれた部分が右ルビエールリンパ節転移を示す

2　甲状腺乳頭がんの左ルビエールリンパ節転移………………60代女性

症状》特になし

　15年前に、大学病院で甲状腺乳頭がんの診断により、甲状腺左葉切除術が行われました。1年後にはリンパ節転移の再発について左頸部廓清手術が追加されました。最初の手術治療から10年後に多発肺転移が判明し、放射線ヨウ素内用療法が実施されました。

　その翌年、今度は咽頭後壁に腫瘍がみられ、生検が実施されて左ルビエールリンパ節転移と診断されました。この転移病変の治療に、手術に代えてサイバーナイフの治療を勧められて来院されました。

治療経過》 PETCT（図1）で確認し、治療計画（図3）を作成して、治療は8日間8分割で実施されました。腫瘍体積は13ccでした。

治療後》 治療3年2ヵ月後のPETCT（図2）で、転移性腫瘍は縮小消退をみせていることが確認されました。

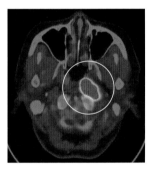
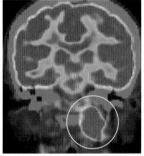

図1
治療前のPETCT。左ルビエールリンパ節に転移性腫瘍がみられる

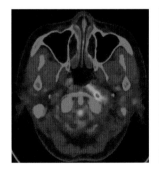
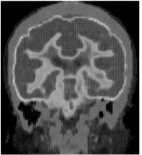

図2
治療3年2ヵ月後のPETCT。左ルビエールリンパ節転移は縮小消退していることが確認された

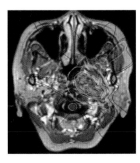
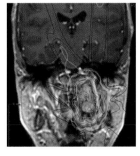
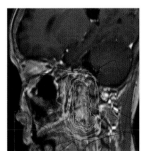

図3
MRの治療計画図。赤い線で囲まれた部分が左ルビエールリンパ節転移を示す

3　肺腺がんの転移性頸髄腫瘍 ……………………………………… 60代女性

症状 》右上肢と後頭部のしびれ、痛み

　4年前の秋に、右上肢と後頭部にしびれと痛みがあり、近医を受診しました。全身のCTでは肺がんが指摘されました。右上肢と後頭部のしびれと痛みが増悪するため、紹介されて大学病院の脳神経外科を受診しました。検査の結果、頸髄腫瘍が指摘され、手術、生検を希望せず、サイバーナイフの治療を希望して来院されました。

治療経過 》MR（図1）で頸髄腫瘍を確認し、治療計画（図3）を作成して、治療は7日間7分割で実施されました。腫瘍体積は0.2ccでした。

治療後 》治療後の経過観察は大学の肺腺がん治療の呼吸器内科とともに続き、3年4ヵ月後のMRでも、腫瘍は縮小消退を示していることが確認されました。疼痛は改善されましたが、しびれは残存しています。

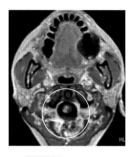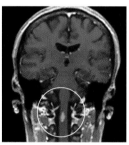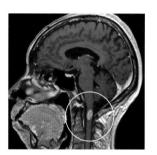

図1

治療前のMR。頸髄に転移性腫瘍がみられる

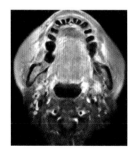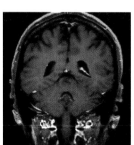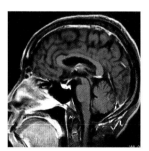

図2

治療3年4ヵ月後のMR。頸髄の転移性腫瘍は縮小消退を示している

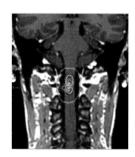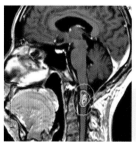

図3

MRの治療計画図。赤い線で囲まれた部分が頸髄転移を示す

Column 3
錐体斜台部の頭蓋底転移、外転神経麻痺とドレロ管

錐体斜台部への転移と複視

　第2章では頭蓋骨、特に頭蓋底転移によるいろいろな脳神経症候を示して治療に至る例を、Greenbergの5つの分類、すなわち①眼窩部（orbital）、②傍トルコ鞍部（parasellar）、③中頭蓋窩ガッセル神経節部（Gasserian ganglion）、④頸静脈孔部（Jugular foramen）、⑤後頭顆部（occipital condyle）に従って提示してきました。しかし、これ以外にもサイバーナイフ治療を実施してきたなかで、治療が奏功を示す一方で、外転神経麻痺による複視（物が二重に見える症状）を訴える例があります。それらの例では、転移病変の位置が必ず"錐体斜台部（petro-clival）"と呼ぶべき位置に存在しています。

　まずは代表的な例のPETCT、MR画像を示してみます（図1・2）。60代男性の例で、4年前に大腸がんの手術を受け、2年前に肝転移が判明し、2ヵ月前より左外転神経麻痺による複視が出現して来院されました。PETCT（図1）、MR（図2）ともに錐体斜台部に転移性腫瘍が確認できます。

　この転移性腫瘍の真中を、外転神経は脳幹部より出てクモ膜下腔を前方に進み、錐体斜台部より海綿静脈洞部を通過して眼球の外眼筋に至る経路を通り抜けていることになります。

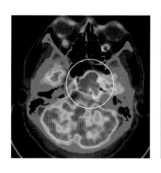
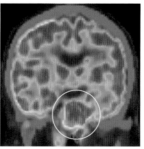

図1 治療前のPETCT。左錐体斜台部に頭蓋底骨転移がみられる

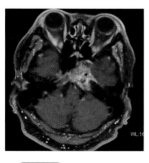
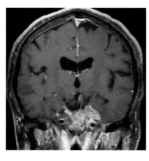
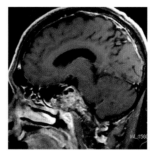

図2 治療前のMR。左錐体斜台部に頭蓋底骨転移がみられる

外転神経麻痺とドレロ管

　脳神経は左右12対あり、6番目の外転神経は脳幹部橋背側の外転神経核から出る運動神経で、脳幹を背側から腹側へと走行し、橋と延髄の境界、橋延髄接合部（ponto-medullary junction）から脳幹の外に出ます。その後、クモ膜下腔の橋前槽（prepontine cistern）に出て頭蓋底の錐体部の後面で、ドレロ管（Dorello's canal）を通って海綿静脈洞に入ります。海綿静脈洞の中央部を通って上眼窩裂から眼窩内に入り外直筋に至ります（図3）。外転神経は眼球を外側に動かす外側直筋を神経支配し、眼球を外側に動かす作用をしています。この神経が麻痺することで眼球が外に動かなくなる外転神経麻痺が起こり、物が二重に見える複視を訴えるようになります。

　外転神経が脳幹部より眼窩の外側直筋に至る走行の中で、錐体先端部に存在する骨孔構造を通過することを最初に指摘したのは、1859年ボヘミア生まれのロシア人解剖学者Gruber教授です。この時、彼は現在も頭蓋底手術で有名な指標となっている"Gruber ligament"がこの骨孔構造の天井の位置にあることも同時に記載しています。骨孔構造は長さ6～12㎜、太さ1～3㎜でこの中を外転神経と下錐体静脈洞が走行していると明記しています。

　その後、1905年にイタリアの解剖学者Dorello教授が、外転神経麻痺がどうして起きるのか解剖学的探索をすすめました。錐体先端部より海綿静脈洞後部に連続する硬膜の陥入を伴う骨孔構造と、その陥入部内の静脈洞など周辺の構造との関係をさらに詳細に記載し、外転神経麻痺がこのドレロ管内での外転神経の圧迫によって引き起こされる解剖学的根拠を記載しました。

図3　動眼神経の走行回路

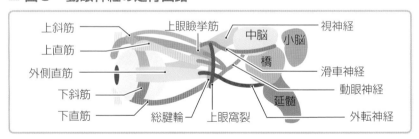

上斜筋／上眼瞼挙筋／中脳／小脳／視神経／上直筋／橋／外側直筋／滑車神経／下斜筋／動眼神経／延髄／下直筋／総腱輪／上眼窩裂／外転神経

図4　頭蓋底部を上方より見た図

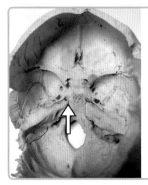

白い矢印は外転神経が錐体先端部よりドレロ管へ向かって走行する通路を示している

図5　トルコ鞍部（図4の拡大図）

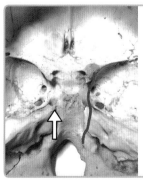

白い矢印がドレロ管の部位、赤のラインは外転神経の走行を示す。脳幹部よりクモ膜下腔を通り錐体斜台部のドレロ管、海綿静脈洞部を通過して上眼窩裂より眼窩内の外側直筋へと走行を示す

このDorello教授の解剖学的な記述は、その後1922年になり、ハーバード大学のVailにより初めて英文で記載されることになり、1939年にはDorello教授がノーベル生理学・医学賞の候補にも推されることになっています。図4、5も参照ください。

これら、外転神経麻痺の複視を示したドレロ管を含む頭蓋底転移を、錐体斜台部転移（petro-clival metastasis）と命名して、症例を示してみたいと思います。

1　上咽頭がん（腺様嚢胞がん）の頭蓋底転移、左外転神経麻痺 … 50代男性

10ヵ月前、左頬の疼痛、しびれと左側を見ると二重に見える複視を訴えて総合病院の神経内科を受診。左三叉神経障害と左外転神経麻痺を認めるため、MRが実施され、左三叉神経の部位を中心に頭蓋内、外に進展する広範な腫瘍を指摘された。

上咽頭がんが原発と疑われ、同耳鼻咽喉科で内視鏡検査で上咽頭腫瘍の組織検査が実施され、腺様嚢胞がんと診断された。リンパ節転移や遠隔転移はみられず、T4N0M0との診断であった。その後、治療を求めて紹介されて当院を受診。症状は左顔面疼痛、しびれ、左外転神経麻痺、左難聴が認められた。

PETCT（図1）、CT、MR（図3）の画像を取得して治療計画を作成した。腫瘍は左海綿静脈洞部より錐体斜台部へと広範囲に拡がりをみせていた。腫瘍体積は16ccで、神経機能の温存、回復を目指して15回分割で治療を実施された。

治療6ヵ月後の追跡では、左外転神経麻痺による複視は改善消退し、顔面痛も軽快をみせた。PETCT（図2）、MR（図4）で腫瘍は縮小消退をみせていることが確認された。

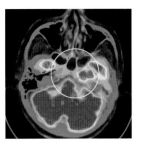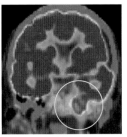

図1
治療前のPETCT。錐体斜台部、ドレロ管を含む部位に転移性腫瘍がみられる

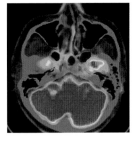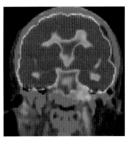

図2
治療6ヵ月後のPETCT。錐体斜台部の転移性腫瘍は縮小消退を示した

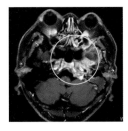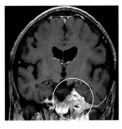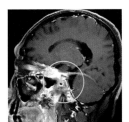

図3
治療前のMR。左錐体斜台部より海綿静脈洞部に拡がる腫瘍がみられる

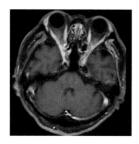
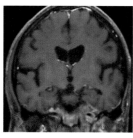
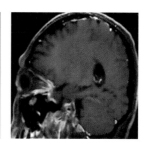

図 4
治療 6 ヵ月後のMR。
治療後の腫瘍は縮小
消退を示した

2 肺腺がんの錐体斜台部転移、右外転神経麻痺‥‥‥‥‥‥‥‥‥‥ 60代男性

3年前に肺腺がんの診断で摘出手術を受け
ている。6ヵ月目に、左片麻痺を伴う右前頭
葉の転移性脳腫瘍について摘出手術を受けた
後、同部に小病変が再発しサイバーナイフの
定位放射線治療を受けている。2ヵ月後、4
～5日前より、突然、物が二重に見える複視
を自覚して眼科を受診後、来院した。造影

MR（図1）でまさにドレロ管に一致する部
位に小さな転移性腫瘍がみられ、治療計画（図
3）を作成して、治療は5日間5分割で実施
された。腫瘍体積は0.4cc。

治療後3ヵ月には複視は改善し消失した。
6ヵ月後のMR（図2）で、腫瘍の縮小消退
が確認された。

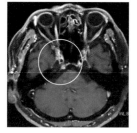
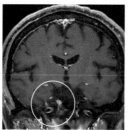
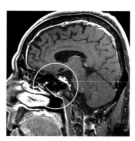

図 1
治療前のMR。錐体斜台
部、ドレロ管の部位に
転移性腫瘍がみられる

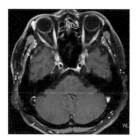
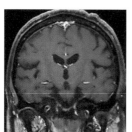
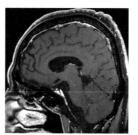

図 2
治療6ヵ月後のMR。錐
体斜台部、ドレロ管の
部位の転移性腫瘍は縮
小消退した

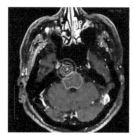
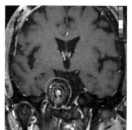
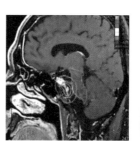

図 3
MRの治療計画図。赤い
線で囲まれた部位が転
移性腫瘍を示す

3 子宮体がん術後の頭蓋底錐体斜台部転移、外転神経麻痺 ……… 60代女性

子宮体がんの術後7年目の夏、物が二重に見えることを自覚し、近くの大学病院の婦人科より紹介されて来院した。右外転神経麻痺がみられ、頭蓋底転移を疑いCT、MRでこれを確認した。PETCT（図1）で全身転移の状況も確認し、治療計画（図3）を作成して、治療を5日間5分割で実施した。腫瘍体積は4.8ccであった。

治療後約2ヵ月を経て、物が二重に見える複視、外転神経麻痺は改善消失し、普通に本が読めるようになった。5ヵ月後のPETCT（図2）、MR（図4）でそれぞれの腫瘍が消退したことを確認できた。

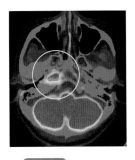
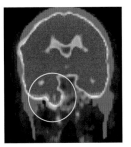

図1
治療前のPETCT。右の頭蓋底、錐体斜台部に転移性腫瘍がみられる

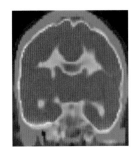

図2
治療5ヵ月後のPETCT。錐体斜台部の転移性腫瘍は縮小消退した

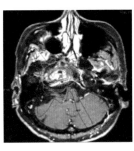
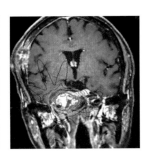
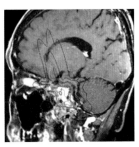

図3
MRの治療計画図。赤い線で囲まれた部分が転移性腫瘍を示す

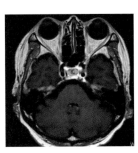
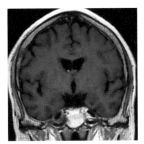
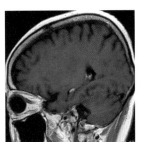

図4
治療5ヵ月後のMR。錐体斜台部の転移性腫瘍は縮小消退した

4　甲状腺濾胞がんの頭蓋底転移、外転神経麻痺……………………40代男性

　4年前に甲状腺濾胞がんの手術を済ませ、その後、甲状腺がんの多発する全身の骨転移について、定期的に必要に応じて病変を確認し、局所の定位放射線治療を実施した。数ヵ月前より左方向を見ると強くなる複視が出現したため、矯正するための眼鏡を作ったが、心配になり来院した。PETCT（図1）、MR（図2）で左の外転神経麻痺を来す原因としての錐体斜台部の骨転移が確認された。治療計画（図3）を作成し、治療は5日間5分割で実施された。腫瘍体積は2.8ccであった。

　治療3ヵ月後には、複視の症候も少しづつ改善されることを自覚するようになった。今後、追跡経過観察が続く。

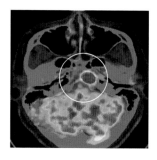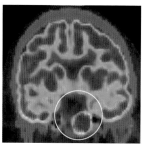

図1
治療前のPETCT。左錐体斜台部に限局する転移性骨腫瘍がみられる

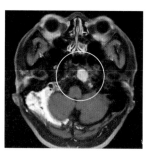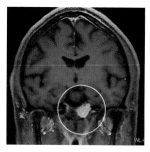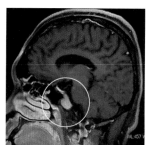

図2
治療前のMR。左錐体斜台部に限局する転移性骨腫瘍がみられる

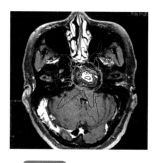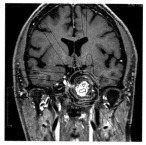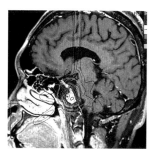

図3
MRの治療計画図。赤い線で囲まれた部分が錐体斜台部の転移性骨腫瘍を示す

Column 4

サイバーナイフの少数回分割定位放射線治療

分割回数は腫瘍体積、部位、放射線感受性、周辺組織への影響等を考慮

転移性脳腫瘍、頭蓋骨腫瘍、頭蓋底腫瘍、脊椎腫瘍をテーマに、実施してきたサイバーナイフの定位放射線治療について治療例を提示してきました。ここで改めてこの治療法を評価し振り返ることにいたします。

全身のがんに対し、特に分子標的薬を中心とした薬物療法や免疫チェックポイント阻害薬の免疫療法の劇的な進歩もあり、ここ数年で、局所だけの治療である転移性脳腫瘍の治療戦略にも大きな変化が余儀なくされているのではないかと思います。長期にわたり元気に生存する患者さんが増加しており、脳神経機能や高次機能予後に充分に配慮した治療方針を構築することが大変重要になってきています。全脳照射においても、海馬の照射を回避することで機能予後の配慮が行われるようになっています。

サイバーナイフの定位放射線治療は、開発者であるジョン・アドラー教授が、"multisession radiosurgery"と題した論文をいくつも記載してきた実績もあり、標的の腫瘍の大きさ（体積）、部位、放射線感受性、周辺組織への影響などを充分に考慮して、少数回に分割する方法で定位放射線治療を実行してきました。この方法は、本邦では2020年にはすでに健康保険での治療が承認されている頭蓋内腫瘍、脳動静脈奇形、頭頸部がん、（転移性と原発性の）肺がん、（転移性と原発性の）肝がん、腎がん、膵がん、オリゴ転移でも変わりなく同様に実施されています。

脊椎転移の治療でも、脊髄や脊髄神経はもとより、周辺の咽頭、食道、動脈などへの影響を考慮して線量と分割回数を決めて実施しています。頭蓋底転移の治療でも、腫瘍の体積、隣接する脳神経、頸動脈、脳幹への影響と機能温存、腫瘍の放射線感受性を慎重に考慮して治療を実施しています。

繰り返しになりますが、この治療法の本質は、標的への正確な定位照射と標的の大きさ、体積などを考慮した少数回分割治療になります。現在も、腫瘍体積が1cc以下、1〜3cc、3〜5cc、5〜8cc、8〜12cc、12cc以上と、治療計画時に充分に意識して分割回数を決めています。治療計画の作成、処方の線量、分割回数の決定により、今後ますます腫瘍の制御、縮小と症状の改善・回復、機能の温存など治療効果の改善が望めるのではないかと考えています。

ちなみに"少数回分割定位放射線治療"という和訳は、駒込病院、東京女子医大在籍時からご指導いただき、本書でも監修の労をいただいております福島孝徳先生の同級生、堀智勝先生よりご提案をいただき、8年前より愛用してきているものです。

また、この治療法の実施に要する治療時間、治療期間、設備の簡素さなどを飛躍的に発展させたアドラー教授考案の新型治療器も、米国、ヨーロッパ、中国と世界中で導入され始動しているようです。この治療法のますますの発展が期待されます。

第 3 章

脊椎、脊髄神経に転移したがん

脊椎、脊髄転移に対する定位放射線治療

転移性脊椎・脊椎のがんに対するサイバーナイフ治療

脊椎転移だけを正確に照射

本年2020年4月より現在まで、私たちが実施してきたサイバーナイフによる定位放射線治療の分野では、健康保険を適用できる疾患の種類が一段と増えることになりました。

具体的には、①頭蓋内の脳腫瘍、②頭蓋内の脳動静脈奇形、③頭頸部の腫瘍、④原発性の肺がん、⑤原発性の肝がん、⑥転移性の肺がん、⑦転移性の肝がん、⑧膵がん、⑨腎臓がん、⑩前立腺がん、⑪脊髄の動静脈奇形、⑫オリゴ転移（5個以内の転移性病変）、そして⑬転移性の脊椎腫瘍、と各種の多彩な病変の治療に用いることが可能になりました。

本章では、以前より多く治療を実施してきました脊椎転移について触れてみます。

脊椎という骨転移に対して、従来より行われてきた“緩和照射”あるいは“通常照射”といわれる放射線治療法は、骨転移の疼痛に対して緩和的に疼痛を和らげる効果が一時みられるのですが、長い時間が経過すると、疼痛の制御も骨転移腫瘍の制御も難しくなるという限界が次第に明らかになってきました。

これは化学療法などのがん治療法が次第に進歩していることにより、転移病巣を複数持つ患者さんでも、生命予後がかなり改善し延長してきているためと考えられます。

そこで、脊髄、脊髄神経、周辺の食道、咽頭、大動脈、腸管などを避けて守りつつ、脊椎転移だけを正確に照射する定位放射線治療が適応されることで、腫瘍への充分な放射線照射が可能となります。これにより、長時間に疼痛を和らげ、長期的に転移性腫瘍の制御が実施できるようになってくるのは当然の流れと考えられます。

体幹部の治療が可能に

サイバーナイフは、頭蓋骨の動きをX線画像で追跡する（image guided）ことで、頭蓋骨と腫瘍との位置関係を把握し、正確に放射線治療を遂行しています。頭蓋骨の動きを追いかけることから、“skull tracking”と呼ばれています。これを基本原理として、1994年よりスタンフォード大学病院に導入され、まず脳の病変の治療を開始しました。

しかし、実際には頭蓋内だけでなく、頸部より下の脊椎病変の治療も同じように実施するために、今度は脊椎骨と病変腫瘍との関係を、脊椎の動きを追いかけることで正確に実施する手法が2000年までに開発されました。脊椎と腫瘍との関係を追いかけることから、“spine tracking”と呼ばれています。

この革命的な手法の開発により、脊椎の存在する体幹部の治療が可能となり、今世紀になって盛んに実施されています。もちろん“spine tracking”ですので、脊椎の治療はとても正確に実施できるようになっています。

治療例をいくつか提示しますので、ご参照ください。

▦ True Dynamic Tracking and Correction
腫瘍の動きに合わせて照射ビームを自動補正

頭蓋骨と腫瘍、脊椎と腫瘍との関係は一定に保たれているので、治療前と治療中のCT画像を比較して、頭蓋骨や脊椎がどちらの方向にどのくらいずれているのかを算出し、ロボットの照射位置を修正する

● 頭蓋内治療の場合：skull tracking

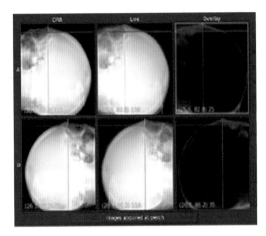
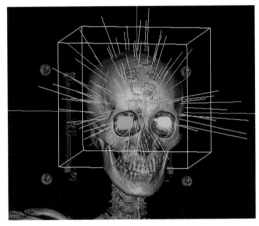

● 体幹部治療の場合：spine tracking

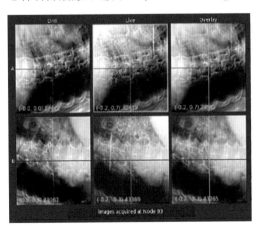
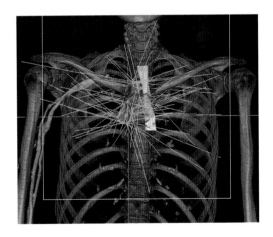

1　乳がんの頸椎転移 ………………………………………… 60代女性

症状 》後頸部の疼痛

　7年前に都内の大学病院で左乳がんの手術治療と放射線治療を受けました。乳がんは女性ホルモン（エストロゲン）とハーセプチンに反応する種類と判明し、以後、これらを主体とした化学療法が繰り返し実施されてきました。今回、数ヵ月前よりの後頸部の疼痛を訴えて、脳神経外科などを受診して頸部の骨転移が疑われて来院されました。

治療経過 》治療前のPETCT（図1）で、第1頸椎C1左側と、第6頸椎C6右側の2ヵ所に頸椎転移を確認しました。それぞれについてCTの治療計画（図3）を作成し、第1頸椎C1を3日間3分割で、第6頸椎C6も3日間3分割でサイバーナイフの定位放射線治療を実施しました。

治療後 》治療後は、引き続き化学療法を継続していましたが、疼痛は次第に軽快緩和されていきました。4ヵ月後のPETCT（図2）では、治療部位の2ヵ所の頸椎転移は、ともに縮小消退を示していることが確認されました。

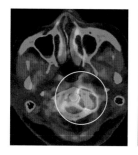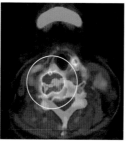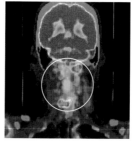

図1

治療前のPETCT。第1頸椎左と第6頸椎右にそれぞれ頸椎転移がみられる

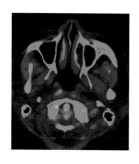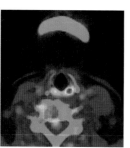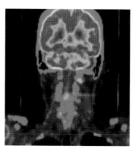

図2

治療4ヵ月後のPETCT。2ヵ所の頸椎転移は縮小消退を示した

(a)　　　(b)

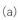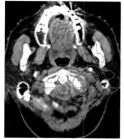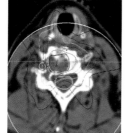

図3

CTの治療計画図。赤い線で囲まれた部分が第1頸椎C1転移（a）と第6頸椎C6転移（b）を示す

2 乳がんの腰椎転移……………………………………………… 60代女性

症状 》 腰背部痛、下腿しびれ

　8年前に左乳がんの手術を受け、5年経過して腰背部痛が6ヵ月前より出現し、続くようになりました。次第に両方の下腿もしびれるようになってきたので、整形外科を受診し、乳がんの第2腰椎への骨転移と診断され、ホルモン剤など化学療法の治療が開始されました。この部分の局所治療を求めて家人に伴われて当院へ来院されました。

治療経過 》 PETCT（図1）により、第2腰椎全体に転移がみられました。CT治療計画（図3）を作成し、5日間5分割で治療が実施されました。

治療後 》 治療後は、ほどなく疼痛は和らぎ、治療10ヵ月後のPETCT（図2）で腰椎転移は縮小消退していることが確認されました。

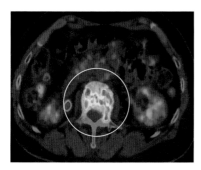 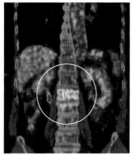

図1
治療前のPETCT。第2腰椎に腰椎転移がみられる

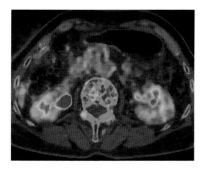 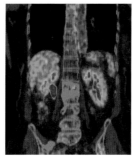

図2
治療10ヵ月後のPETCT。第2腰椎に腰椎が縮小消退をみせた

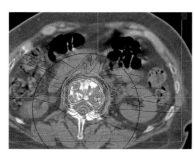 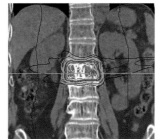 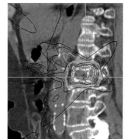

図3
CTの治療計画図。赤い線で囲まれた部分が腰椎転移を示す

3　子宮頸がんの胸椎転移 ……………………………………… 50代女性

症状 》特になし

　5年前、子宮頸がんⅡB期の診断により都内のがん専門病院で、放射線同時化学療法が行われて、一度治癒したと判定されていました。しかし、3年前、全身に多発する骨転移がみつかり大学病院の婦人科へ移り、化学療法が1年6ヵ月続けられていました。

　化学療法で多発する骨転移は制御されていましたが、胸椎転移が増大傾向をみせたこと、局所の疼痛が出てきたことで、サイバーナイフの治療について紹介状を持って来院されました。

治療経過 》PETCT（図1）で胸椎転移を確認し、CTの治療計画（図3）を作成して、胸椎転移は5日間5分割で、治療が実施されました。

治療後 》治療を終えて、紹介元の大学病院へ戻りましたが、治療3ヵ月後のPETCT（図2）で、胸椎転移は縮小消退を示し、局所の疼痛も改善されていました。

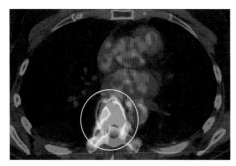
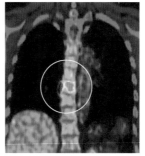

図1
治療前のPETCT。赤く見える部分が胸椎転移を示す

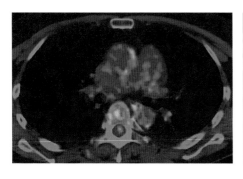
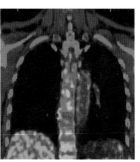

図2
治療3ヵ月後のPETCT。治療前にみられた胸椎転移は縮小消退を示した

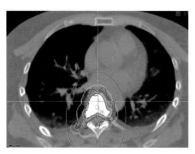
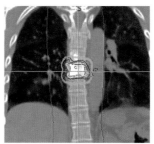

図3
CTの治療計画図。赤い線で囲まれた部分が胸椎転移を示す

4 腎がんの胸椎転移 …………………………………………… 60代男性

症状 》特になし

　7年前に、大学病院で左腎がんの診断で、腹腔鏡による左腎尿管摘出手術が実施されました。3年後の追跡検査で胸椎転移など多発骨転移がみつかり、無症状で疼痛や脊髄圧迫症状はありませんでしたが、予防的に12回分割の放射線治療が実施されました。その後、当院での定位放射線治療について相談のため来院されました。

治療経過 》PETCT（図1）で評価して、CTの治療計画（図3）を作成し、5日間5回分割でサイバーナイフの治療が実施されました。

治療後 》治療後は紹介元の大学病院へ戻り経過観察となりましたが、治療5ヵ月後のPETCT（図2）で、治療を実施した胸椎転移は縮小消退傾向を示していることが確認されました。

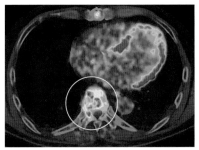
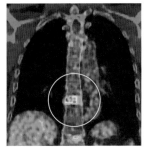

図1
治療前のPETCT。胸椎転移がみられる

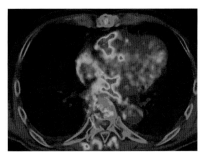
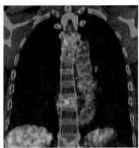

図2
治療5ヵ月後のPETCT。治療後の胸椎転移は縮小消退傾向を示している

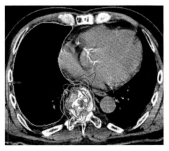
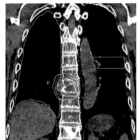
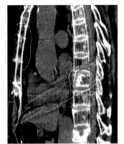

図3
CTの治療計画図。赤い線で囲まれた部分が胸椎転移を示す

5　肺腺がんの胸椎転移 ･･ 80代男性

症状　背部痛、大腿部痛

　2年前の1月頃に、背部に違和感を自覚し、4月には背部痛、大腿部痛が出てきたので、近医を受診しました。CTで転移性脊椎腫瘍を疑われて、総合病院を紹介されました。総合病院ではMR、CTで胸椎5、7、8番に転移性病変を認めましたが、麻痺などの症状はなく、通常分割放射線治療が10回行われました。その後、肺に腫瘍がみられ、気管支鏡の生検で肺腺がんと診断され、疼痛の続く胸椎の転移病変について紹介されて治療の相談に来院されました。

治療経過　PETCT（図1）で胸椎転移を確認し、CT治療計画（図3、4）を作成し、第5胸椎は3日間3分割、第7、8胸椎は6日間6分割で治療が実施されました。

治療後　治療後、総合病院へ戻り、肺腺がんについて分子標的薬の内服治療が開始されました。治療6ヵ月後のPETCT（図2）で、胸椎転移が縮小消退を示していることが確認されました。疼痛などの症状も改善していました。

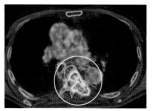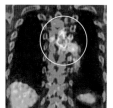

図1

治療前のPETCT。胸椎に転移性腫瘍がみられる

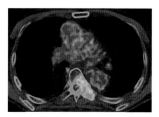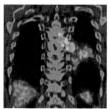

図2

治療6ヵ月後のPETCT。胸椎の転移性腫瘍は縮小消退をみせた

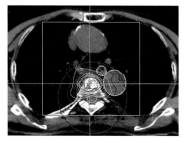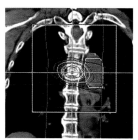

図3

CTの治療計画図。赤い線で囲まれた部分が第5胸椎転移を示す

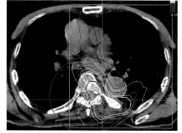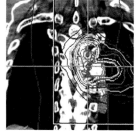

図4

CTの治療計画図。赤い線で囲まれた部分が第7、8胸椎転移を示す

著者あとがき

　今回は、"脳・頭蓋骨・頭蓋底・脊椎のがん転移"をテーマに、現在までにサイバーナイフで定位放射線治療を実施してきた例を振り返り、まとめてみました。

　道具は使えば使うほど、その道具を考案・作成した人の思惑にふれることで、感激することがあります。その道具を考案し作り上げた人が、どのような意図や目的を持って作成したものなのか、偶然ではない必然的な理由が改めてわかってくることがあります。

　定位放射線治療は、サイバーナイフの開発により、動態追尾、image guided（画像誘導）の方法が考案、採用されたため、その治療が適応し、応用できる部位は、脳から始まり、頭頸部、そして体幹部全体に拡がることになりました。また分割照射が可能になり、放射線治療で歴史的に証明されてきた正常組織の保護と安全性を確保できるようになりました。

　今回は、脳、頭蓋骨、頭蓋底、脊椎の各部位の転移性がん病巣の治療において、特に、比較的がん転移のサイズ、体積が大きく、そのために疼痛など、いろいろな症状をみせており、従来は手術での治療が必要とも考えられてきた病変についてのサイバーナイフでの治療例を取り上げてみました。

　本書の執筆中にも、サイバーナイフ開発者のアドラー教授とは、さまざまな場面

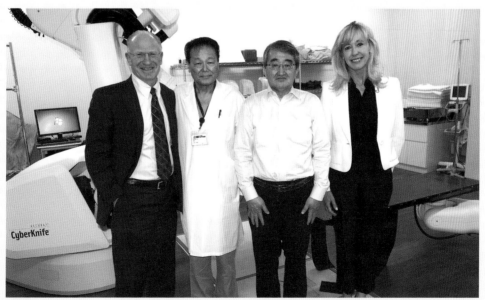

●NHKワールドの番組『Medical Frontiers』"Treating Cancer with CyberKnife"の撮影で来院されたジョン・アドラー教授（左）と福島孝徳教授（左から２番目）、著者（右から２番目）、番組プレゼンターのエリカ・アンギャルさん（右）。（2019年10月）同番組は2020年12月まで１年間の予定で、世界に向けて配信されています。

でメールなどをやり取りする機会もあり、福島孝徳先生の主催する2019年11月の大阪の学会では直接、講演をお聞きし、面談する機会もございました。本書の出版のために資料をまとめてみると、この8年間の治療例は10,000例を超えたことがわかり、アドラー教授がコメントをお寄せ下さることになりましたので、僭越ながらコラムとして掲載させていただきました。

　本書が、定位放射線治療によるがん治療が、"道具"の工夫と開発により脳転移の治療から、次第に頭蓋骨、頭蓋底、脊椎のがん転移へと応用されていることに興味を持たれた方々に、これら転移がんの治療をご理解いただける材料として、少しでもお役に立てれば幸いです。

　この場をお借りしまして、治療についてご理解をいただき、たくさんの治療例の診療情報をいただいております多くの大学病院、総合病院をはじめとする医療施設の治療スタッフの皆さまと先生方、また、ご支援をいただいております患者さま、ご家族の皆さまに心より感謝申し上げたいと存じます。

　今回も監修の労をいただきました渡邉一夫先生、堀智勝先生、そして変わりなく共著の栄をいただきました福島孝徳先生に、改めて感謝申し上げます。そして、新百合ケ丘総合病院の8年間の診療にて、毎日毎日、格別のご理解とご協力をいただいております病院各部署スタッフの皆さま、サイバーナイフセンターのスタッフの皆さまに、心より感謝の意を表したいと思います。

2020年8月
新百合ケ丘総合病院放射線治療科
サイバーナイフ診療部部長　宮﨑紳一郎

監修者プロフィール

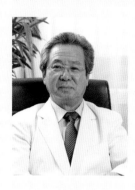

渡邉一夫
（わたなべ かずお）

1971年福島県立医科大学卒業。南東北病院脳神経外科病院院長、財団法人脳神経疾患研究所理事長、同南東北病院院長などを歴任し、現在、南東北グループ、一般財団法人脳神経疾患研究所付属総合南東北病院理事長・総長。

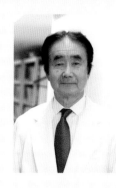

堀　智勝
（ほり ともかつ）

1968年東京大学医学部卒業。東京都立駒込病院脳神経外科医長、東京女子医科大学医学部脳神経外科教授を歴任。2012年新百合ケ丘総合病院名誉院長就任。2017年4月より同病院客員名誉院長、現在、森山脳神経センター病院院長。

著者プロフィール

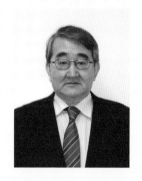

宮﨑紳一郎
（みやざき しんいちろう）

1978年順天堂大学医学部卒業。鍵穴手術を確立する時期の福島孝徳先生の三井記念病院で脳腫瘍、神経血管減圧術の治療にあたる。3人いる福島式顕微鏡手術免許皆伝の2人目。15年前より定位放射線治療に専従することを選択。2012年8月より新百合ケ丘総合病院放射線治療科サイバーナイフ診療部部長。2012年8月から2020年8月までの治療例は10,000例を超える。

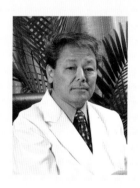

福島孝徳
（ふくしま たかのり）

1968年東京大学医学部卒業後、ドイツ・ベルリン自由大学（2年間）、米国メイヨー・クリニック（3年間）。その後、東京大学医学部附属病院脳神経外科助手、三井記念病院脳神経外科部長、南カルフォルニア大学医療センター脳神経外科教授、ペンシルバニア医科大学アルゲニー総合病院脳神経外科教授などを経て、現在はカロライナ頭蓋底手術センター所長、デューク大学脳神経外科教授。頭蓋底の鍵穴手術法を確立した第一人者。

サイバーナイフで治療する
脳・頭蓋骨・頭蓋底・脊椎のがん転移
腫瘍の制御・縮小と症状の改善・回復を目指す

2020年10月8日　初版発行

監　修　者	渡邉一夫　堀 智勝
著　　　者	宮﨑紳一郎　福島孝徳
発　行　者	楠 真一郎
発　　　行	株式会社近代セールス社

〒165－0026
東京都中野区新井2－10－11　ヤシマ1804ビル4階
電　話　03－6866－7586
ＦＡＸ　03－6866－7596

編　集　協　力	株式会社ビーケイシー
装丁・デザイン	樋口たまみ
取　材　協　力	新百合ケ丘総合病院／アキュレイ株式会社
ＤＴＰ・イラスト	株式会社アド・ティーエフ
印　刷・製　本	株式会社木元省美堂

ⓒ2020 Shinichiro Miyazaki / Takanori Fukushima

本書の一部あるいは全部を無断で複写・複製あるいは転載することは、法律で定められた場合を除き著作権の侵害になります。

ISBN978-4-7650-2193-7